Benita Cantieni

CANTIENICA® – Das Rückenprogramm

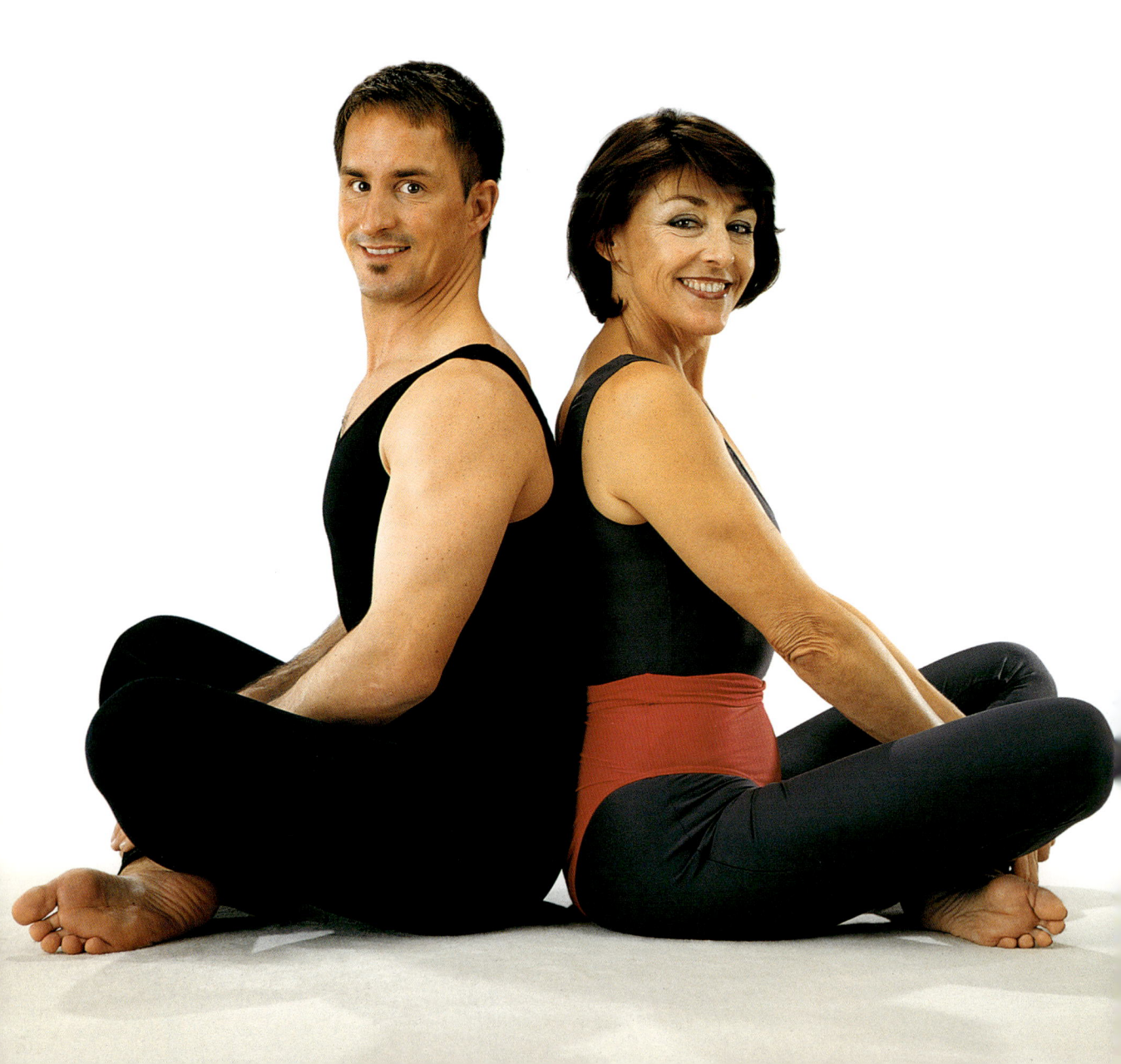

Benita Cantieni

CANTIENICA® – Das Rückenprogramm

für gute Haltung,
mehr Beweglichkeit
und Schmerzfreiheit

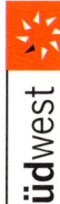
südwest

© 1999 by Ullstein Buchverlage GmbH & Co. KG Berlin, Verlag Gesundheit
3. Auflage by Südwest Verlag, Januar 2003
Südwest ist ein Verlag des Verlagshauses Ullstein Heyne List GmbH & Co. KG, München

Umschlaggestaltung: Costanza Puglisi, Klaus Meyer
Umschlagfoto und Fotos: Fototeam Vollmer, Freiburg
Fotos Lorèn Woka: © SHAPE, München
Satz und Reproduktion: LVD GmbH, Berlin
Druck und Verarbeitung: Sachsendruck GmbH, Plauen

Printed in Germany 2003

ISBN 3–517–06684-2

Die CANTIENICA®-Buchprogramme umfassen Teile der Übungen, die in den
CANTIENICA®-Studios angeboten werden. Informationen über die Diplomausbildungen in
CANTIENICA®-Beckenbodentraining, CANTIENICA®-Rückenprogramm, CANTIENICA®-
Powerprogramm, CANTIENICA®-Faceforming, CANTIENICA®-go erhalten Sie durch:

CANTIENICA LTD
Dufourstraße 106, CH-8008 Zürich
Briefanschrift: Postfach, CH-8034 Zürich
Telefon: 0041 1 388 72 72, Telefax: 0041 1 388 72 88
Infotiger@access.ch
www.cantienica.com

Die im Verband organisierten Anbieter verpflichten sich zur jährlichen Qualitäts-Weiterbildung
und sind aufgelistet unter: www.cantienica.de

Für Sandra

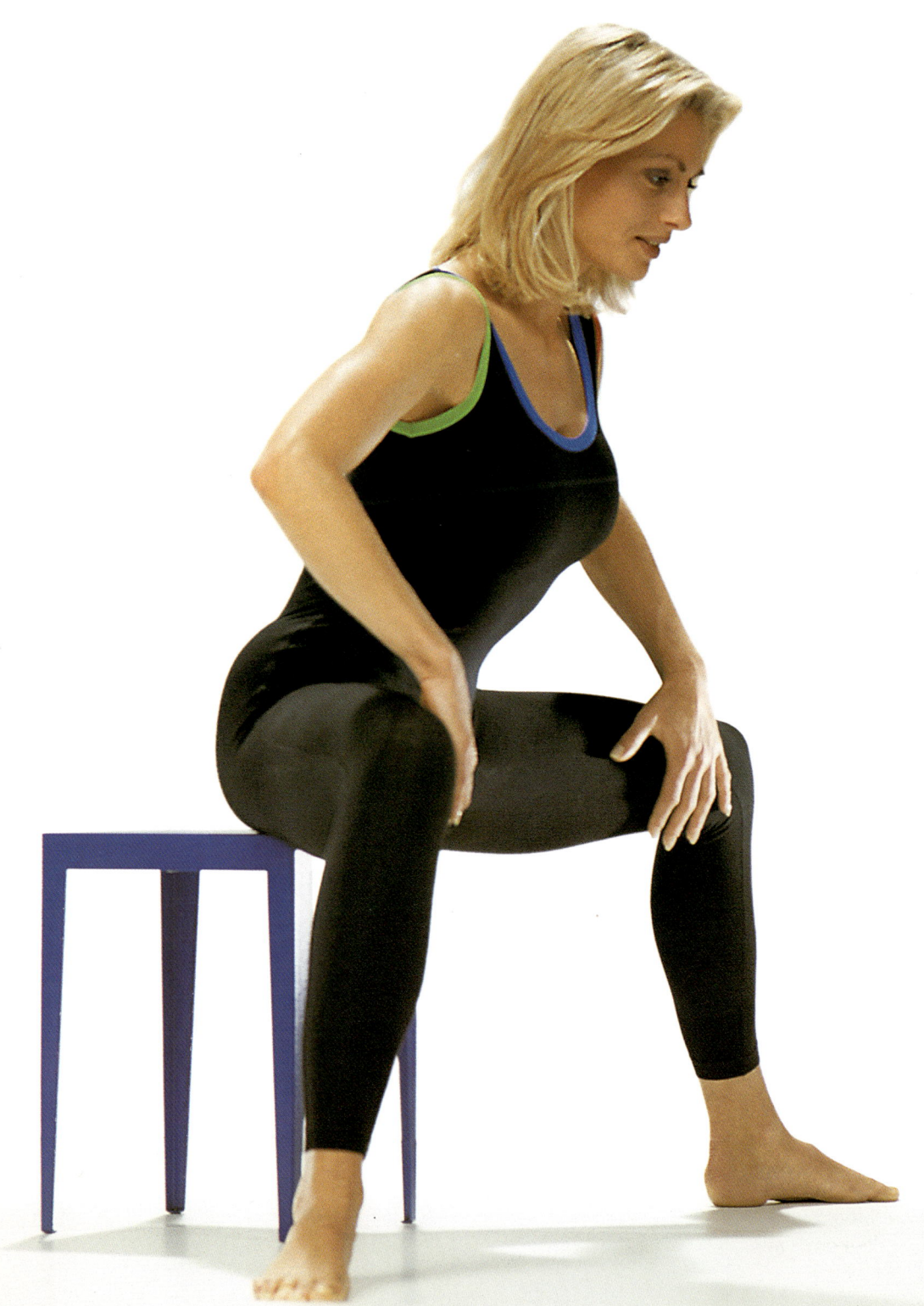

Inhalt

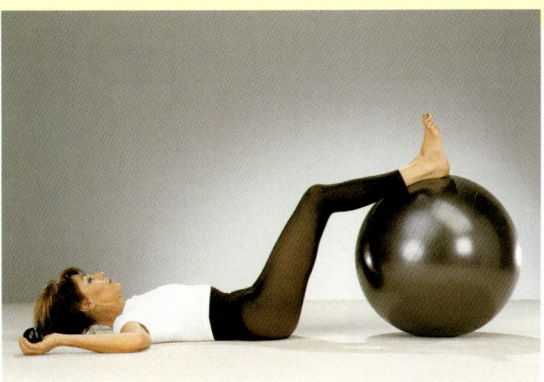

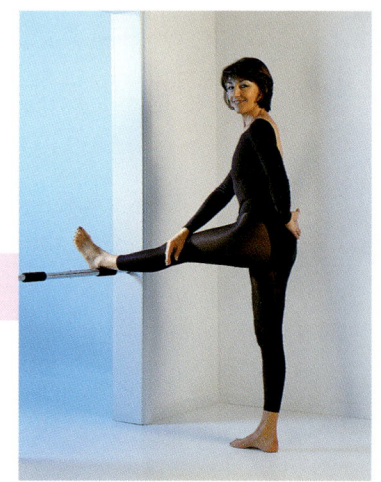

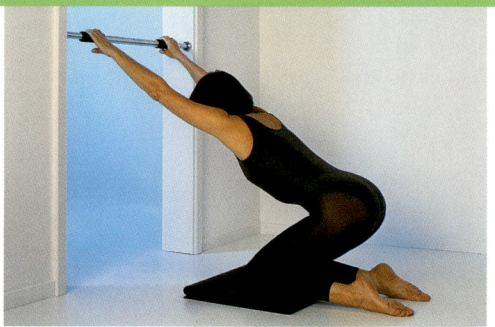

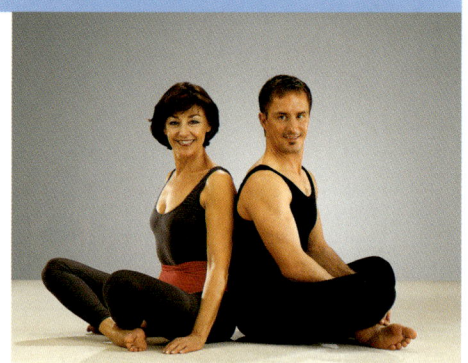

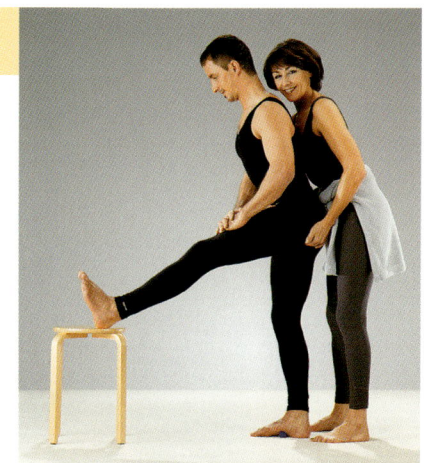

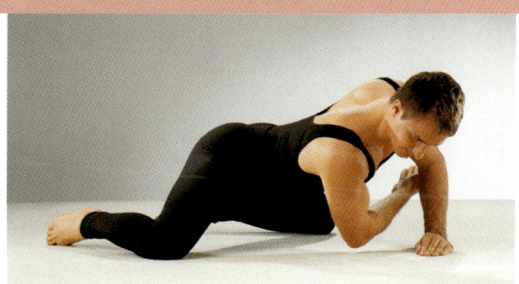

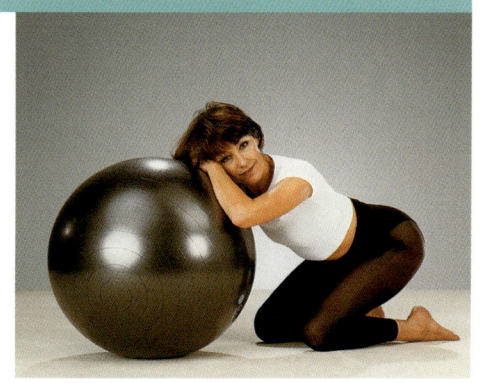

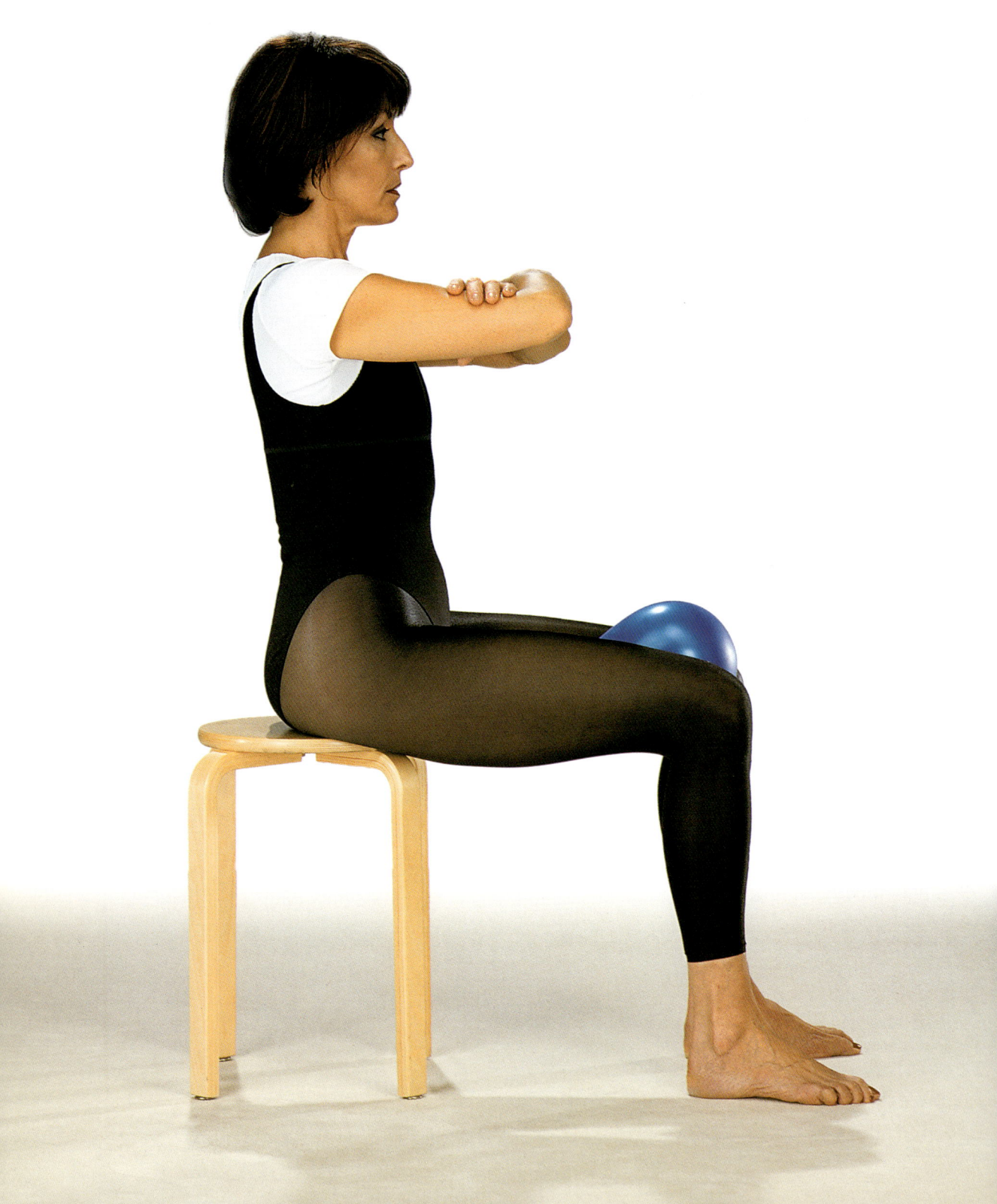

Vorwort

Ich bin von Natur aus ein ausgesprochen bewegungsfreudiger Mensch. Sport spielte und spielt in meinem Leben eine wichtige Rolle. Ehemann, zwei Töchter, anspruchsvolle Arbeitsstelle – ich fand immer noch Zeit für meine geliebten Freizeitbeschäftigungen. Allem voran Dressurreiten, auch Wandern, Joggen, Aerobics, Jazzballett.

Ich war ungefähr 45, als sich die Schmerzen anmeldeten. Anfangs diffus, dann immer stärker und definierter. Ich begab mich unverzüglich in Therapie, überzeugt, die Störung sei vorübergehend und zu beheben. Damit ich wieder ungehemmt meinem Sport frönen konnte. Unzählige Therapiestunden später, unterstützt von energetischen Massagen, waren die Schmerzen immer noch da. Mittlerweile chronisch. Nach intensiven sportlichen Aktivitäten verstärkten sie sich zur Unerträglichkeit.

Mitte 1993 hielt ich die heftigen Schmerzen nicht mehr aus und suchte einen Arzt und angesehenen Spezialisten auf. Seine Diagnose schockte mich: »Diskushernie zwischen dem 4. und 5. Lendenwirbel. Eine Operation ist nicht zu umgehen.« Die Operation »gelang«, wie das im Jargon heißt. Aber mein Rücken fühlte sich fremd an. Meine Mobilität war drastisch eingeschränkt, meine Lebensfreude nahm in den Monaten nach der Operation zusehends ab. Das schlimmste: Ich hatte *Angst* vor dem eigenen Körper. Ich vertraute meinem Rücken nicht. Ich hatte panische *Angst*, die Schmerzen könnten zurückkommen.

Der Zufall brachte mich mit Benita Cantieni zusammen. Ich nahm meinen ganzen Mut – und glauben Sie mir, es war nicht mehr viel davon vorhanden – zusammen und besuchte eine CANTIENICA®-Lektion. Von der ersten Stunde an wußte ich instinktiv: Das war mein Weg. Mein Weg zu Schmerzfreiheit. Mein Weg, wieder Vertrauen in meinen Körper zu fassen. Mein Weg zu neuer Kraft, Stabilität und Beweglichkeit.

Viele Stunden harter Arbeit im Studio und vor allem Respekt, Liebe und Geduld mit meinem Körper, mit meinem Rücken, haben mich zu einem völlig neuen Körperbewußtsein geführt. Das Wissen um den anatomisch richtigen Gebrauch des Körpers und um die Koordination der Bewegungen lösen heute regelrechte Glücksgefühle aus. Ich habe das Vertrauen in meinen Körper wiedergefunden. Ich kann Ihnen gar nicht schildern, welche Bedeutung das für meine Lebensqualität hat. Ich weiß heute, wie ich Spannungen in Kopf und Körper mit gezielten, einfachen, sicheren und überall durchführbaren Übungen lösen kann. Welch eine Freiheit! Unerwartetes Geschenk der intensiven Muskelarbeit mit integriertem Training der Beckenbodenmuskulatur: Mein Körper wurde zusehends schöner. In einem Alter, in dem die meisten Frauen vor dem Spiegelbild langsam resignieren, ist mein Körper straff und wohlgeformt wie in der Jugend.

Ich übertreibe nicht, wenn ich sage: Das CANTIENICA®-Programm hat mein Leben verändert. Ich bin heute diplomierte Instruktorin für diese Methode und führe in der Westschweiz ein CANTIENICA®-Studio. Ein Leben ohne diese Methode kann ich mir nicht mehr vorstellen. Die neue, revolutionäre Art, mit dem eigenen Körper umzugehen, ist mir in Fleisch und Blut übergegangen. Ich unterrichte die Methode schmerzfrei, denn ich habe gelernt, mich nicht zu überfordern. Auch das ist Teil dieses Programmes: auf sich selber hören lernen. Ich bin glücklich, mein Wissen in meinem Studio an Hunderte von Frauen weitergeben zu können, und beglückwünsche Sie zum Entschluß, das CANTIENICA®-Rückenprogramm für sich zu erobern.

Chantal Monnier
CANTIENICA®-Studio Lausanne, Schweiz
Fon & Fax 0041-(0)21-617 90 59

Vom Weh und Wohl des Rückens

Wenn Sie keine Lust auf den Hintergrund meiner »Rückenphilosophie« haben und sich auf mich verlassen möchten: Danke für Ihr Vertrauen. Der eigentliche Übungsteil beginnt auf Seite 32!

Aus Kindertagen: »Halte dich gerade!«

Es muß in der ersten Turnstunde in der Grundschule gewesen sein. »Halte dich gerade«, sagte der Turnlehrer. Er war auch Mathematiklehrer und Deutschlehrer, Geographielehrer und Geschichtslehrer. Er sah entsprechend aus, wie ein Dorflehrer, der dazu verbrummt worden war, auch noch Turnen zu unterrichten. Allein die Überwindung, in die Turnhalle zu kommen, brachte ihn schon ins Schwitzen. Dabei geriet sein sorgfältig nach hinten gekämmtes, dichtes Haar mit grauen Schläfen in Unordnung. Es fiel in sein Gesicht, er strich es immer wieder nach hinten und sah dabei elegant aus. Er trug immer die gleichen unförmigen Shorts und ein dunkelrot-grün-grau gestreiftes Polohemd, das über dem großen Bauch spannte. Er machte nie etwas vor, eigentlich stand er nur herum. Um den Hals trug er eine Kette, daran hing die Trillerpfeife. Mit dieser Pfeife jagte er uns über Holzbock und Holzstangen und unter Holzbänken durch. Und ich haßte es, weil mir alles weh tat.

Ein paar Jahre später diagnostizierte ein Arzt beim obligatorischen »Durchleuchten« eine Skoliose. Er sagte: »Halte dich gerade, damit das nicht schlimmer wird.« Ich hielt mich gerade, manchmal so sehr, daß es hieß, ich soll meinen Kopf nicht so hoch tragen, Hochmut komme vor dem Fall. Wie war ich froh, die Geradehaltung wieder für eine Weile zu vergessen, sie war so anstrengend. Vor dem Turnen konnte ich mich jetzt frühreif drücken, weil ich »meine Tage« hatte. Der Lehrer mit der Trillerpfeife war jetzt ein anderer, er kam frisch »aus dem Militär«, das entspricht der deutschen Bundeswehr. So sah er auch aus: drahtig, Knie durchgedrückt, Bauch eingezogen, Brust rausgestreckt und Kopf fast kahlgeschoren, und es fiel ihm nicht auf, daß ich meine Tage fast wöchentlich hatte.

Dann war ich sozusagen erwachsen und kaufte die ersten Stöckelschule. Darauf gerade zu gehen war eine Herausforderung, die ich gerne annahm. Und mit Bravour bestand. Es begann mein persönliches Lehrstück in Sachen Kompensation. Erst deformierten sich die Füße, dann das rechte Hüftgelenk, die Skoliose wurde schlimmer, die Kreuzschmerzen wurden chronisch, die Schultern verschoben sich immer mehr nach vorne, das Doppelkinn nahm Form an – und so weiter. Klingt in der Aufzählung fürchterlich, ist aber der ganz normale Haltungsnotstand, passend zu sieben von zehn, die über vierzig Jahre alt sind.

Ich nahm die Schmerzsymptome ernst, wechselte in flaches Schuhwerk und begab mich freiwillig in Körpertherapie. Probierte dies, probierte das, Manipulationen am Bindegewebe und auch am Skelett, Subtilmassagen am Nacken, Vibrationstechniken und Druckpünkteln, fernöstliche Massagen und Entspannungstechniken, neuwestliche Suggestionen und Aufrichtvisualisierungen. Ich stieg in den Wassertank und ließ mich kopfunter aufhängen. Vorausgesetzt, der Therapeut tat seine Arbeit gut, fand ich alles prima und fühlte mich nach der Behandlung auch gut. Manchmal für drei Wochen, manchmal für drei Stunden, oft nur für dreißig Minuten. Ich war knapp vierzig und eine körperliche Ruine. Eine Ruine, die tapfer auf die Zähne biß. (Das brachte dem Zahnarzt viel Arbeit. Er machte sie gut.)

Alle sprachen von Aufrichten, Ausrichten, Haltung optimieren. Und keiner konnte mir sagen, wie's geht. War ich dümmer als andere? Vielleicht der einzige körperdumme Mensch auf der ganzen Welt? Wußten »es« alle anderen, nur ich nicht? Sagte »es« mir keiner der Therapeuten, weil es so selbstverständlich war?

Nein. Ich und mein Körper, wir sind nicht dumm. Und Sie und Ihr Körper sind es auch nicht. Die offiziellen Ansichten über die Funktion der Wirbelsäule und die anatomisch korrekte Haltung sind es. Sie blieben im Mittelalter stecken.

Also, aufrichten und losgehen, es ist Zeit für einen Schritt in der Evolution des aufrechten Ganges. Und bitte, seien Sie ungeduldig. Ja, ungeduldig. Das CANTIENICA®-Rückenprogramm will seine Wirkung sofort entfalten. Befolgen Sie die Anleitungen präzise, und Sie werden sich schon nach dem ersten Training größer, besser, aufrechter fühlen. Sie können sofort Erleichterung auch von schweren Schmerzzuständen spüren. Das wird Sie motivieren, die alten, eingefleischten Haltungs- und Bewegungsmuster für die neuen gern einzutauschen. Das bißchen notwendige Disziplin dafür ist ab dann ein Klacks.

Wenn Sie die neue Haltung »gelernt« haben, ist Ihr Alltag Ihr bester Übungsplatz. Sie können alle Bewegungsabläufe in Ihrem Lieblingssport, Ihrem Lieblingsworkout umsetzen. Wandern, Joggen, Reiten, Golfen, Skilaufen, Radfahren, Schwimmen, Yoga, Krafttraining, Ballett – das neue Rückenwissen wird alles, was Sie tun, bereichern. Weil Sie wissen werden, wie Ihr Bewegungsapparat funktioniert.

Das senkrechte Selbstbild

Aufrichten. Zum Wohl des Rückens. Weil es ihm guttut. Wir wissen es alle. Schließlich predigen es seit Jahren alle Rückenschulen und alle Rückentherapien.
Nur – was heißt das eigentlich: sich aufrichten? Wie setzen Sie den Versuch, sich gerade zu halten, um?

Po zusammenkneifen und Schultern hochziehen ist eine beliebte Variante. Und bringt auf Dauer allenfalls Verspannungen.
Knie durchdrücken, Brust raus und Schulterblätter zusammenziehen? Ein ehrenwerter Versuch, vor allem bei Männern beliebt, und gefördert durch die militärische Weltanschauung. Bringt's auch nicht.
Oder es werden die Wirbel so heftig aufeinander gestapelt, daß sie Schaden nehmen, weil die Wirbelsäule auf diese Weise künstlich verflacht und verkürzt wird.
Manche versuchen es, indem sie den Scheitel und die Brauen hochziehen. Die Methode ist gut gemeint und besser als gar nichts, sie ist jedoch anstrengend und ermüdend.
Das kann alles auf Dauer nicht funktionieren, weil kein Fundament da ist. Ohne Unterbau läßt sich kein Haus aufrichten. Sie können das Dach in fünf Meter Höhe aufsetzen, sooft Sie wollen, ohne Stützmauern kracht es herunter.

Noch ein Beispiel: Wenn Sie ein Frottiertuch oder ein Leintuch glattziehen wollen, braucht es von beiden Seiten Zug, sonst geschieht gar nichts.
Genauso ist es mit dem Aufrichten des Rückens. Um die Wirbelsäule zu dehnen, muß Zug von beiden Enden sein. Pol eins ist der Beckenboden. Pol zwei der Kopf, genau gesagt: der Kronenpunkt. Dazwischen kann die Wirbelsäule aufgespannt werden, und zwar 24 Stunden im Tag, nachhaltig und entspannt. Doch, Sie haben richtig gelesen: 24 Stunden im Tag. Unser Körper hält das Tagesmuster auch in der Nacht bei. Sobald Sie sich den guten, anatomisch richtigen Gebrauch des Körpers angewöhnt haben, werden Sie auch anders liegen, faulenzen, schlafen.

Sie können das Rückgrat panzern, mit Muskelringen, die sich horizontal wie Gürtel um den Körper legen. Das schränkt die Verletzungsgefahren ein. Aber es verhindert das Aufrichten. Muskelbepackte Waschbrettypen wirken meist klein und gedrungen. Das »horizontale Muskeldenken« verkürzt die Muskeln auf die Dauer. Auch das führt zu Schäden an der Wirbelsäule:

Die Bandscheiben werden gequetscht. Die Wirbelkanäle verengen sich, Nerven werden eingeklemmt (Ischias, Hexenschuß und Co.). Rundrücken, Flachrücken, Verbiegungen an der Wirbelsäule drohen.

Meine Empfehlung: Denken Sie vertikal. Machen Sie sich auf zum senkrechten Selbstbild. Verbinden Sie die längste und wichtigste Senkrechte Ihres Körpers bewußt zwischen den Polen an beiden Enden. Richten Sie sich auf. Der Rest geschieht von selbst. Und das ist eine ganze Menge: Die Wirbel liegen frei, wetzen also keine Nerven, quetschen die Bandscheiben nicht, reiben sich nicht am Nachbarn, das Rückenmark kann frei »fließen« und arbeiten. Der ganze Organismus wird mit mehr Sauerstoff versorgt.

Aktiv aufgerichtet haben die Organe mehr Raum, das Zwerchfell wird weniger strapaziert. Und ziemlich alle Muskeln des Rumpfes werden optimal genutzt und trainiert.

Und wenn ich schon bei den Versprechen bin, hier gleich noch eines: Keine Angst, es geht leicht. Sie können das nämlich schon. Sie haben das schon mal perfekt gemacht. Als Kind. Als Sie sich auf die Beine stellten. Der Beckenboden entdeckte seine Fähigkeit, zu halten, was bis dahin in die Windeln schwubste. Der Kopf schwebte hoch hinaus, die Wirbelsäule war fast gerade. Sie können Ihrem Körper also vertrauen. Sie lernen nichts Neues. Sie lernen, das Naturgerechte bewußt zu tun. Und Bewußtsein ist es schließlich, was uns Menschen ausmacht. Der Anfang verlangt ein bißchen Disziplin. Einfach üben. Bis es klick macht. Ab da wird Ihr Körper die neue, schmerzfreie Ausrichtung von selber suchen.

Skeptisch? Ja, zugegeben, ich habe die Arbeit, die vor Ihnen liegt, etwas beschönigt: Es ist für die meisten unendlich schwer, eine Gewohnheit aufzugeben. Selbst chronischer Schmerz kann liebgewonnen werden, einfach, weil er immer da ist, vertraut, bekannt, zuverlässig.

Den Willen, das alte, nicht länger taugliche Muster loszulassen, den müssen Sie mitbringen. Wie Sie Ihren Körper – und den Kopf umprogrammieren, das sage ich Ihnen gern.

Ein Wort zum Lernen: Erlauben Sie sich, kindlich zu lernen, unvoreingenommen, spielerisch. Probieren Sie die Übungen aus, ohne Ehrgeiz, ohne Erwartung, denn jeder Ehrgeiz, jede Erwartung lösen im Körper Spannungen aus. Machen Sie es wie damals, als Kind: Eines Tages richteten Sie sich auf und gingen auf zwei Beinen. (Hoffentlich waren eine liebende Mutter und ein liebender Vater dabei, die Sie dabei jauchzend begleiteten und jubelnd feierten.) Da standen Sie, wacklig und strahlend, stolz wie ein Leuchtkäfer, und plumpsten wahrscheinlich gleich wieder auf alle viere zurück. *Haben Sie aufgegeben, weil Sie nicht gleich am New York Marathon teilnehmen konnten? Nein. Sie waren beseelt vom Wissen: Ich kann das. Und ich versuche das, bis ich es kann.*

Und kaum konnten Sie es, verlernten Sie es wieder. Nahmen an, der Gang, die Bewegungen, die Haltung der Erwachsenen seien bestimmt in Ordnung, sonst würden sie, die Großen, es doch nicht so machen. Sie imitierten. Und wurden wohl auch noch dafür gelobt, mit einem zärtlichen: »Er kommt halt nach dem Vater«, oder »sie ist ganz die Mutter«.

Das Fundament entdecken

Lernen wie ein Kind. Einfach da anknüpfen, wo Sie vor ein paar Jahren vom Wege abgewichen und auf die Imitationsschiene geraten sind. Da weitermachen, mit Neugierde und freudiger Erwartung.

Kinder lieben das Bild vom Baum: Der Beckenboden ist die große, starke Hauptwurzel. Beine und Füße sind Feinwurzeln, die den Baum erden. Die Wirbelsäule ist der Stamm, der Kopf die Krone. Der Stamm folgt dem Ruf der Sonne, zieht in die Höhe, er verjüngt sich nach oben. Ganz oben thront die Krone, beweglich und

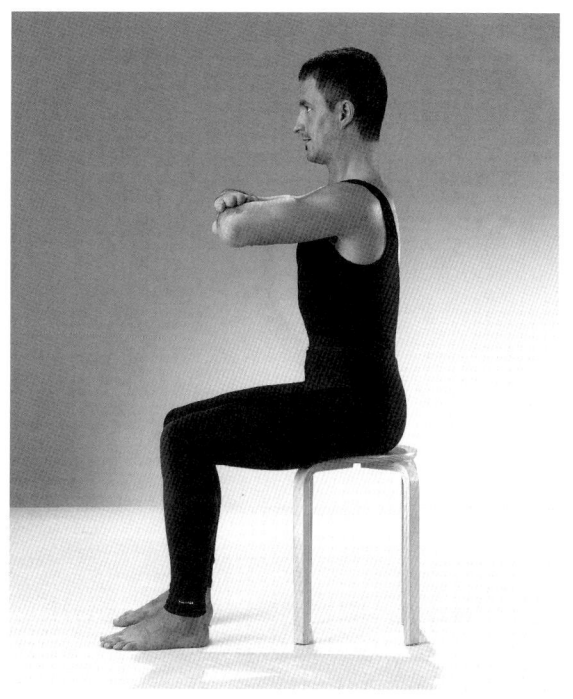

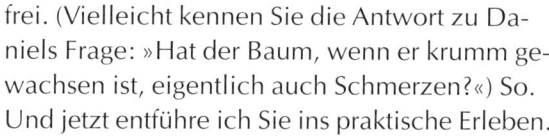

Kontaktübung 1

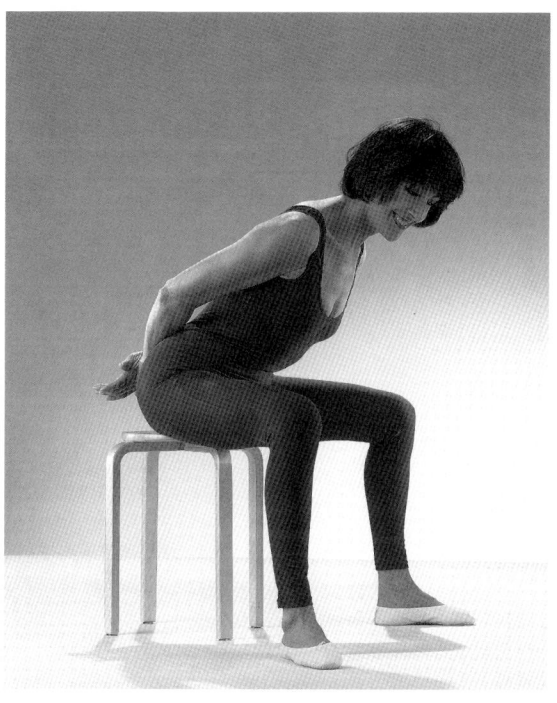

Kontaktübung 2

frei. (Vielleicht kennen Sie die Antwort zu Daniels Frage: »Hat der Baum, wenn er krumm gewachsen ist, eigentlich auch Schmerzen?«) So. Und jetzt entführe ich Sie ins praktische Erleben.

KONTAKTÜBUNG 1

Ich nehme an, Sie sitzen auf einem Stuhl. Wenn nicht: Bitte, setzen Sie sich am besten weit nach vorn. Aus den Schuhen schlüpfen. Füße hüftweit auseinander ausrichten. Fuß, Knie, Hüfte bilden eine Linie.
Jetzt stoßen Sie die Fersen kraftvoll in den Boden. Die Zehen bleiben entspannt liegen. (Doch, das ist so gemeint: Die Zehen bleiben entspannt liegen.)
Wenn sich Ihr Oberkörper dabei leicht anhebt, als sitze er auf einem Luftkissen, so ist das richtig. Nur ist das Kissen nicht aus Luft, sondern aus Muskel. Wiederholen Sie das Fersenstoßen, loslassen, stoßen, lösen, und spüren Sie nach, was da passiert. Die Sitzhöcker werden von der Beckenbodenmuskulatur »zusammengezogen«. Der Rücken richtet sich auf, die Beinmuskulatur wird aktiviert.

Im Idealfall ist es dies: Das Fersenstoßen aktiviert die Muskulatur des hinteren Beines bis hinauf zum Beckenboden. Der Beckenboden kontrahiert und zieht die Sitzknochen zusammen.
Mit diesem Gefühl müssen Sie sich anfreunden. Denn genau das ist der untere Pol der Wirbelsäule. Die innerste Schicht der Beckenbodenmuskulatur gibt dem Torso Tonus, Abschluß, Boden. Diese Schicht ist vernetzt mit der Muskulatur des Rückens, des Bauchs, der Hüften und Beine.

KONTAKTÜBUNG 2

Fersenstoßen, wie beschrieben. Im gleichen Augenblick, da sich der Oberkörper aus dem Beckenboden leicht hebt, neigen Sie den Oberkörper leicht nach vorn. Der Rücken ist ganz gerade, einfach leicht schräg. Hände liegen entweder locker im Rücken oder auf den Oberschenkeln, Handflächen nach oben.
Jetzt stoßen Sie abwechslungsweise zuerst die linke, dann die rechte Ferse in den Boden. Wieder links, wieder rechts. Der Fuß bleibt ent-

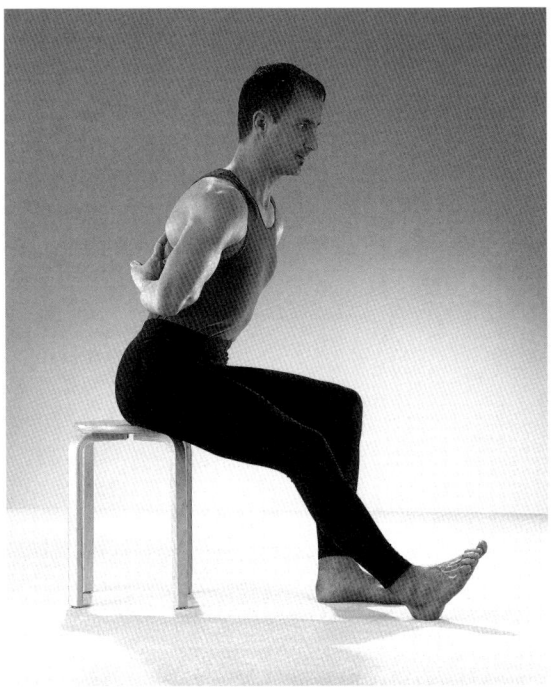

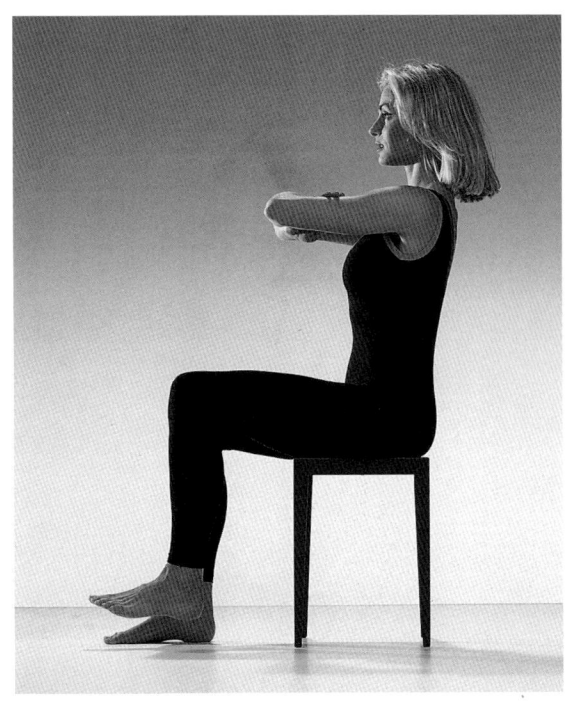

© SHAPE

Kontaktübung 3

Kontaktübung 4

spannt auf dem Boden liegen, auch die Zehen sind entspannt. Das ist wichtig, denn sobald Sie mit den Zehen fitzeln oder den Vorderfuß vom Boden heben, wird nichts aus der Übung.
Wenn Sie nichts bis wenig wahrnehmen von dem, was passiert: Schieben Sie die Mittelfinger unter die Gesäßknochen, wiederholen Sie die Übung, und spüren Sie so, was da passiert.

Haben Sie das Gefühl, der Oberkörper werde leicht angehoben und die Sitzknochen zueinander gezogen? Das ist auch so. Die Muskulatur des Beckenbodens macht's.
Wenn es Ihnen schwerfällt, den Fuß ruhig am Boden zu halten, gehen Sie gleich zur nächsten Kontaktübung.

KONTAKTÜBUNG 3

Rechtes Bein leicht vor-, aber nicht ausstrecken. Ferse aufstellen (ja, jetzt wird sie aufgestellt). Fuß entspannt flexen. Das heißt, Fuß zu Unterbein bildet einen rechten Winkel. Zehen entspannen. Oberkörper ist wieder möglichst gerade leicht vorgebeugt.

Jetzt die rechte Ferse senkrecht in den Boden stoßen. Spüren Sie, wie sich der Beckenboden auf der rechten Seite kräftig meldet?

Machen Sie diese drei Kontaktübungen so lange, bis Ihnen die »Sensation« im Beckenboden vertraut ist. Dieses Empfinden müssen Sie in jeder Lebenslage und überall abrufen können. Na ja, Sie müssen natürlich gar nichts. Wenn Sie Ihren Rücken nie mehr schmerzhaft spüren möchten, ist dies allerdings die Voraussetzung.

Die Schwerkraft ist unschuldig

Nochmals das Bild vom Baum. Der kleine Daniel möchte wissen, ob der Baum das Aufrichten erst lernen müsse, so wie er. Auf der Suche nach der Antwort (ich bin sie ihm immer noch schuldig) fiel mir auf: Bäume werden im Alter nicht kleiner. Also ist die Schwerkraft entweder ungerecht – oder gar nicht »schuld« am Schrumpfen des Menschen in späteren Jahren. Es ist unser Glaube, die Schwerkraft drücke uns nieder. Ohne diesen Glauben wäre der Körper aufrecht wie der Baum. Zum Beweis kann ich antreten, mit einer Hundertschaft Frauen und Männer, die nach ihrem 50., 60., 70. Geburtstag »wuchsen« – durch den aufrechten Gang.

KONTAKTÜBUNG 4

Aufrecht sitzen. Füße hüftweit auseinander locker am Boden. Fersenstoßen. Kontraktion im Beckenboden halten. Wirbelsäule im Kreuz (Lendenwirbel) entspannen und ganz leicht nach hinten sinken lassen.
Mund leicht öffnen. Zungenwurzel nach hinten-oben an den Gaumen ziehen. Wenn sich das anfühlt, als bekomme der Kopf eine Eigendynamik und beginne zu schweben, so ist das goldrichtig. Wenn nicht: Kinn noch mehr entspannen. Sie können sich auch vorstellen, die Nasenspitze ziehe leicht nach unten. Der Kopf wird nicht bewegt. Es geht lediglich darum, den Schädel vom obersten Halswirbel (Atlas) komplett zu »befreien«.
Gut hat's, wer von Haus aus die Ohren bewußt und absichtlich bewegen kann: Ziehen Sie die ganzen Muscheln nach hinten-oben.
Falls sich der Beckenboden wieder gelöst hat: Fersenstoßen, schon ist er wieder da. Jetzt intensivieren Sie das Fersenstoßen noch mehr und ziehen gleichzeitig den obersten Scheitelpunkt, den höchsten Punkt am Hinterkopf, nach oben.
Hals, Nacken bleiben entspannt. Die Kraft aus der Wirbelsäule fließt hinter der Zunge hoch, wie das Mark des Baumes. Wenn Sie sich an der Zungenwurzel orientieren, finden Sie in der Verlängerung oben am Schädel auch fast automatisch den Kronenpunkt.
Heben Sie jetzt das linke Bein mit der Kraft an der Gesäßbasis an, kurz halten, Fuß wieder aufsetzen, rechtes Bein, linkes Bein. So oft es geht.

So. Die wichtigste Lektion haben Sie gelernt. Der Beckenboden hält unten, der Kronenpunkt zieht nach oben. Das ergibt Zug und Gegenzug. Dazwischen wird die Wirbelsäule entlastet. Die Bandscheiben können sozusagen aufatmen. Die Wirbelkanäle haben mehr Raum, Nerven

werden nicht gereizt. So einfach? Ja, so einfach geht das. Manche Menschen empfinden diesen Zug anfangs ermüdend. Anderen fällt die Aufrichtung leichter. Sobald sich Ihr Körper an dieses neue, anatomisch vorteilhafte Muster gewöhnt hat, will er gar nicht mehr anders. Mit fortschreitender Übung können Sie sich in diese Aufrichtung entspannen. Sie lernen eine neue, aktive Art der Entspannung kennen.

Sie werden erfahren, wie Sie diese Grundspannung in allen Lagen und Positionen abrufen können.

Atmen: natürlich, leicht, harmonisch

Vielleicht steht uns die Intelligenz im Weg: Wir mißtrauen Dingen, die leicht von der Hand gehen. Und so haben wir aus allem eine Technik gemacht, eine Wissenschaft mit viel Theorie.

Ich werde von Therapeuten oft gefragt, welche Atemtechnik bei meiner Methode denn richtig sei. Möchten Sie meine Antwort wissen? Der Atem, der in diesem Moment für Sie stimmt, der ist richtig. Wenn Sie morgens entspannt im Bett ein paar Übungen machen, so ist Ihr Atmen höchstwahrscheinlich (und ebenso hoffentlich) gelöst, entspannt, leicht, natürlich und selbstverständlich. Der Mund steht leicht offen, die Luft kommt und geht durch Nase und Mund, gerade wie es ihr gefällt.

Wenn Sie in einem akuten Schmerzzustand sind, ist Ihr Atem vielleicht kurz und hart. Erinnern Sie sich an Ihren entspannten Morgenatem, atmen Sie in die Angst, in den Schmerz, lösen Sie die unangenehmen Gefühle so auf.

Ich halte nichts von Techniken, die genau vorschreiben, wann und auf wieviel Zähler Luft durch welche Öffnung in den Körper zu treten habe. Wenn sich verspannte Menschen oder Menschen in akuten Schmerzzuständen auch noch angestrengt auf den Atem konzentrieren, so verspannen sie sich noch mehr, verschwenden Energie, die sonst für sie arbeiten könnte.

Sie sollten mal erleben, wie gleichmäßig, ruhig, natürlich und harmonisch der Atem von zehn Menschen während einer CANTIENICA®-Lektion fließt. Manchmal kommt ein Neuling, der mit Preß- und Stoßatmung und hörbarem »pfffff« seine Atemkompetenz unter Beweis stellt – bis sich ihm das Wunder der aktiven Entspannung, der entspannten Aktivität öffnet. Und schon fließt auch sein Atem in ruhigen Wellen, ein, aus, ein, aus …

Mit einer Ausnahme: die Beckenbodenatmung. Bei ein paar Übungen beschreibe ich, wie Sie den Beckenboden aktivieren und gleichzeitig einatmen. Und den Beckenboden ganz langsam (ganz langsam und allmählich) lösen beim Ausatmen, um ihn beim Einatmen wieder zu verschließen. Die Absicht: Sie lernen so, bewußt den Beckenboden zu beherrschen. Niesen, Lachen, Husten sind eine ungeheure Anstrengung für den Körper. Wer den Beckenboden nicht bewußt einzusetzen weiß, donnert beim Impuls des Hustens einfach los. Der Rumpf ist unten offen. Das Zwerchfell wird überdehnt, es dröhnt die Kraft des Tuns mit Tonnengewalt auf die Organe. Wohl der, wohl dem, der/die das Gefäß Körper unten blitzschnell und impulsartig schließen kann, um die Explosionen abzudämpfen. Die Beckenbodenatmung bereitet Sie auf den Ernstfall vor: Kommt der Impuls, zu husten, niesen, lachen, holen Sie automatisch und sehr tief Luft. Kontrahiert der Beckenboden gleichzeitig und ebenfalls automatisch, so können Sie gefahrlos husten, niesen, lachen. Der Beckenboden schützt, stützt und hält. Beim sexuellen Beisammensein von Mann und Frau bringt diese bewußte, entspannte Atmung mit Beckenboden der Frau großen Lustgewinn.

Falls Sie in einer Therapie, im Gesangunterricht, in einer Rückenschule, in einem Atemkurs das Gegenteil gelernt haben, einatmen mit gelöstem Beckenboden, ausatmen beim Aktivieren, erlauben Sie mir den saloppen Vergleich: Schlagen Sie einer Karaffe den Boden aus, bevor Sie den kostbaren Wein hineinleeren?

Wohl kaum. Wieso sollten Sie genau das mit Ihrem Körper tun, bevor Sie Luft holen?

Der empirische Beweis ist schnell erbracht: Wer inkontinent ist, also unkontrolliert Urin (oder Stuhl) verliert, fürchtet nichts mehr als Husten. Dann kommt das Niesen, gefolgt vom Lachen. Die Hexe »schießt« auch am liebsten, wenn man ohnehin schon von Grippe, Erkältung, Husten geplagt ist.

Um zu husten, niesen, lachen, holen Sie automatisch tief Luft. »Schließen« Sie gleichzeitig den Torso unten ab, mit der Muskulatur des Beckenbodens, so haben die Organe Halt, der Druck wird abgefedert. Ist der Beckenboden einfach offen, drückt das Zwerchfell auf die Organe des Unterleibs. Man verliert ein Tröpfchen. Anfangs. Dann wird's eine ganze Blasenfüllung. Es senken sich die Organe. Männer erleiden Leistenbrüche oft beim Husten! Bei Frauen kann es so weit kommen, daß die Organe durch die Vagina gepreßt werden und nur noch operativ wieder zurückfinden.

Jetzt weiß ich, warum ich so eben einen sehr starken fünfwöchigen Husten durchmachen mußte: Damit ich dieses Kapitel nicht vergesse. Ohne filigrane Beckenbodentechnik hätte ich jetzt alle meine Rückenbeschwerden wieder. Falls Sie anfällig sind für Bronchitis und Husten: Hängen Sie sich irgendwie auf, wenn die Attacke kommt, um das Stauchen der Wirbelsäule in Grenzen zu halten, und »schließen« Sie sofort die untere Pforte: einatmen und Beckenboden aktivieren, so stark es geht. Sitze ich am Pult, hänge ich mich darüber, fasse das gegenüberliegende Ende des Pultes oder des Tischblattes, lasse das Steißbein möglichst lang und frei nach hinten fließen. Das geht auch am Treppengeländer. Wer »frei« sitzt oder steht, kann wenigstens einen Arm auf den Oberschenkeln abstützen, Oberkörper vornüber neigen, mit aufgespannter Wirbelsäule, und die Attacke so abfedern. So haben Sie die eine Hand noch frei, die in Gesellschaft vor den Mund gehört. Sind Sie allein: Rücken stützen und hemmungslos lärmen.

Stehe ich, ist hoffentlich eine Tür in der Nähe:
An den Rahmen hängen, Beckenboden
aktivieren. Steißbein fließen lassen, den oberen
Rücken aufrecht und gedehnt halten, und der
Husten kann mir nichts anhaben. (So, jetzt habe
ich es aufgeschrieben, der Husten kann gehen!)

Freispruch für die Seele

Wer sich mit Rückenproblemen beschäftigt,
begegnet unzähligen Studien über die
Ursachen. Alle Studien, die mir in die Finger
geraten, kommen zum Schluß: In den meisten
Fällen ist eine Ursache nicht auszumachen.
Also ist die Psyche schuld. Psychosomatische
Rückenbeschwerden, heißt es dann etwa in
Krankenberichten. Die Zahl der »seelisch aus-
gelösten Rückenschmerzen« schwankt
zwischen 60 bis 80 Prozent. Womit wir auch
noch für seelendumm verkauft werden. Die
ganze Verantwortung ist wieder bei uns. Die
Erforschung von Zusammenhängen zwischen
Seele und Körper (Psychosomatik) ist an sich
eine wunderbare Sache. In den letzten zehn,
zwanzig Jahren wird mit der Interpretation
Schindluder getrieben. Was nicht erklärt
werden kann, ist psychosomatisch bedingt und
fällt auf den Betroffenen, die Betroffene zurück.
Vor allem Frauen lassen sich psychosomatisch
gängeln und reagieren prompt mit Schuld-
gefühlen. Schuldgefühle machen »Patienten-
gut«, so heißen wir in medizinischen Statisti-
ken, handzahm. Wenn ich schuld bin an
meiner Krankheit, wage ich es nicht, mich
aufzulehnen gegen Behandlungsmethoden,
die nichts nützen.

Sprechen Sie Ihre Seele frei. Rückenbeschwerden, die nicht organisch bedingt sind, haben
mechanische Ursachen: Die Wirbelsäule wird
nicht »artgerecht« gebraucht.

Als ich anfing, mich krumm zu machen, litt ich
unter großem psychischem Druck. Meine
Skoliose war körpergewordener Ausdruck
meines seelischen Leidens. Ich wußte das auch
schon sehr jung. Aber das machte den seeli-

schen Druck überhaupt nicht besser, nur weil
ich jetzt auch noch körperliche Schmerzen
hatte. Im Gegenteil.

Ich entfloh der Welt, die mich bedrückte.
Die körperlichen Schmerzen blieben. Ich thera-
pierte die Seele und den Körper rauf und runter.
Erfolglos. Erst, als der Rücken auf dem Weg
zum Heilsein war, als die chronischen Schmerzen weniger wurden und schließlich ganz
aufhörten, erst da war ich in der Lage, mich an
die Entwirrung meiner psychischen Knoten zu
machen. Eine Erfahrung, die viele andere Menschen auch machen, die zu mir kommen, um
zu lernen, wie sie sich selber heil machen
können. Besonders eindrucksvoll ist das
Beispiel einer jungen Frau, die in ihrer Kindheit
sexuell mißbraucht worden war. Jedesmal,
wenn sie in den psychotherapeutischen Sitzun-
gen nahe an den unbeschreiblichen Seelen-
schmerz kam, brach sie zusammen, wurde
ohnmächtig. Ihr Therapeut verschrieb der Frau
Körperarbeit mit mir. Sie entwickelte ihre
körperliche Kraft und Stabilität. Das gab ihr
Selbstwert und Selbstvertrauen. Sie kann jetzt
dem psychischen Schmerz standhalten. Sie
kann der großen Verletzung mit Kraft entgegen-
treten. Der Körper ist nicht länger der Verräter,
er wurde zu ihrem Verbündeten beim Aufarbei-
ten der leidvollen Vergangenheit.

Nach der Gleichung *unglücklich gleich krank*
müßte *glücklich gleich gesund* sein.
Ich fand die Lösung für meine massiven
Rückenbeschwerden erst, als ich begann, mein
Skelett mit den Augen eines Feinmechanikers
– oder Architekten oder Ingenieurs, wählen Sie
das Bild, das Ihnen zusagt – zu betrachten. Und
seit ich keine Rückenschmerzen mehr habe,
geht es auch meiner Seele besser.

Wenn Sie bei einem Arzt sind, der Ihre körperlichen Beschwerden einfach Ihrer Psyche auf-
lastet: Suchen Sie sich einen anderen. Es gibt
andere. Sie erkennen Sie ganz leicht: Sie hören
zu. Sie nehmen Sie ernst. Sie setzen sich mit
Ihnen auseinander, dem Menschen, nicht mit
dem Rückenproblem oder dem kaputten Knie.

Sie können dem Arzt dieses Buch zeigen. Kennt er meine Methode schon, so sind Sie an der richtigen Adresse. Interessiert er sich und liest darin, so ist er auf dem besten Weg. Federt er Ihre Frage und mein Buch vom Tisch, weil nichts wert sein kann, was nicht auf akademischem Boden gewachsen ist – melden Sie sich ab, gehen Sie ein Arzthaus weiter. Oder rufen Sie mich an, ich schicke Ihnen gerne die Liste der Ärzte und Therapeuten, die nach anatomisch richtigen Grundsätzen arbeiten. Telefonnummer im Anhang.

Das Beste aus zwei Welten

Achtung: Szenenwechsel. Ein Frühlingsmorgen in Afrika. Über dem Busch liegt zarter Nebel in Schwaden. Das Licht der aufgehenden Sonne ist blaß. Äffchen tanzen munter durch die Bäume. Eine große Gazellenherde grast. Und ein hungriger Löwe liegt auf der Lauer. Die Ohren stramm nach hinten-oben gezogen liegt er da, kreaturgewordene Konzentration. Der Schwanz bewegt sich am Ansatz ganz leicht, als lade er Kraft und Energie auf für den kommenden Angriff. Er setzt zum Angriff an, ein Sprung, sofort hat er Tempo, der Scheitelpunkt zieht nach vorne, der Schwanz streckt sich weit nach hinten, die ausgezogene Wirbelsäule gibt ihm Kraft, Beweglichkeit, Tempo. Der Torso ist zwischen Steißbein und Scheitelpunkt gedehnt, und zwar in allen Positionen seines Laufs.

Wir Menschen haben uns aufgerichtet. Eine großartige Leistung. Aus der Bauchwand wurde der Beckenboden, ein tragfähiger Zwischenboden. Auch großartig. Wenn wir das Beste aus beiden Welten vermählen, wenn wir die natürliche Spannkraft, die Fähigkeit der aktiven Entspannung vom Vierbeiner nehmen und die Bewußtheit der Aufrichtung vom Menschen, dann sind wir – wenigstens körperlich – das Meisterwerk der Natur.

Sie müssen nicht auf Safari, um zu sehen, wie es der Löwe macht: Ihr schnurrender Stubentiger zeigt es Ihnen, perfekt. Sehen Sie genau zu, was er macht, bevor er sich entspannt zur Kugel rollt: Er streckt alle viere von sich, er dehnt seine Wirbelsäule zur vollen Länge aus, erst jetzt rollt er sich ein. Nachahmenswert.

Von Arthrose bis Verspannung – Symptome, Auswirkungen, Erfolgsaussichten

Akuter Schmerzzustand? Kein Problem. Im Gegenteil, ich arbeite mit meinen Klienten am liebsten im akuten Zustand. Nicht aus Sadismus. Der Körper ist jetzt so sensibel, daß er sofort Feedback gibt, wenn ihm die Bewegung nicht behagt. Machen Sie die Übung richtig, belohnt er Sie ebenso flink mit Entlastung, weniger Schmerz. Das Weh wird zum subtilen Lehrer, der Ihnen zeigt, wie Sie aus dem Schmerz herausfinden können. Haben Sie einmal erfahren, wie Sie durch die Haltung, durch die Koordination Ihrer Bewegungen, durch das gezielte Muskeltraining und durch geschmeidige Beweglichkeit aus dem akuten Schmerz in die Schmerzfreiheit wechseln können – innerhalb einiger Augenblicke –, so werden Sie fortan statt zur Schmerztablette zur anatomisch guten Haltung greifen.

Ändern Sie Ihre Haltung, so ändert sich auch Ihr Skelett. Die Muskeln und Sehnen und Bänder müssen sich sozusagen neu organisieren. Das muß Sensationen auslösen – Spannung, Dehnung, Verlängerung. Versuchen Sie, diesen Sensationen Sprache zu geben, fragen Sie sich: Ist das Schmerz? Ist das Wohl? Ist es Entwicklungsschmerz? Neuschmerz? Die Empfindung wird Ihnen gerne und bereitwillig Antwort geben, denn dazu dient sie schließlich. Lernen Sie die Sprache Ihres Körpers kennen. Die ist sehr subtil und sensibel. Sie müssen nur zuhören. Als Faustregel gilt: Alle Sensationen, die vertikal verlaufen, alles, was dehnt und öffnet und weit macht, gehört ins Kapitel *Wohlweh, Entwicklungsschmerz*. Alles, was kreissägenmäßig horizontal angelegt ist, ruft *Halt! Stopp! Sofortverbesserung, Sofortentlastung* vom bekannten Schmerz sagt Ihnen: Sie sind auf dem richtigen Anatomieweg.

Die folgende Liste der Krankheiten und Symptome kann nicht vollständig sein. Ich führe die Rückenbeschwerden auf, die in meiner therapeutischen Praxis häufig sind. Den medizinischen Definitionen füge ich meine eigenen Erfahrungen in der praktischen Arbeit und die Erfahrungen meiner Klienten mit dem Rückenprogramm bei. Ich begann 1993 mit meiner Methode und lernte alles, was ich bei den einzelnen Krankheits- und Schmerzbildern aufführe, aus der direkten, konkreten Arbeit mit Betroffenen.

ARTHROSE

Degenerative Veränderung der Gelenkflächen durch Überbeanspruchung oder traumatische Ursachen (Sturz, Unfall). Bei Hüftgelenkarthrosen ist immer eine mechanische Fehlbelastung beteiligt und immer auch eine Erschlaffung des Beckenbodens (mittlere Schicht, siehe auch »Tiger Feeling – Das sinnliche Beckenbodentraining«, Verlag Gesundheit 1997). Durch Kräftigung des Beckenbodens, gezieltes Training der tiefliegenden Hüftmuskulatur und bewußte Koordination der Bewegungen können Betroffene beschwerdefrei leben. Knorpel und Gelenkflüssigkeit können die beschädigten Stellen regenerieren und zu Knochenneubildung führen. Wird das Training vernachlässigt, kommen die Schmerzen mit der Zeit wieder.

BANDSCHEIBENVORFALL

Fachsprache: Nucleus-pulposus-Hernie. Umgangssprache auch Diskushernie, Diskusbruch. Die Bandscheibe ist ein gallertartiges Pufferkissen zwischen den Wirbeln. Durch chronische Fehlhaltung wird die Zwischenwirbelscheibe in den Wirbelkanal gedrückt. So ein »Vorfall« ist schmerzhaft und gefährlich.

Befolgen Sie die Übungen des CANTIENICA®-Rückenprogrammes genau, bauen Sie die einzelnen Schritte sorgfältig auf, ist es vollkommen sicher, und Ihnen kann nichts passieren. Die Schwierigkeit für Sie wird sein, das Gleichgewicht zwischen Herausforderung und Überforderung zu finden. Die Angst vor Schmerzen macht angst vor den unbekannten Bewegungen. Das ist verständlich und ganz in Ordnung. Nehmen Sie Ihre Angst ernst. Sie ist ja auch ein Schutz. Trotzdem und erst recht: Können Sie sich vorstellen, sich mit dem Schmerz anzufreunden? Ihn als Wegweiser zu akzeptieren? Vielleicht sogar als Freund, der Sie führt, der Ihnen sofort Rückmeldung gibt, wenn Sie Ihren Körper anatomisch »ungut« handhaben? Die Gleichung ist einfach: Wenn Sie die Übungen schmerzfrei ausüben, machen Sie es richtig. Taucht der Schmerz auf, innehalten, vielleicht einen Tag pausieren, dann wieder von vorn beginnen. Sie sind die einzige Autorität für Ihren eigenen Körper. Der Arzt kann Ihnen Schmerzmittel verabreichen, er kann Sie operieren, er kann Ihnen Therapien aller Art verschreiben. Aber er kann Ihnen den anatomisch guten Gebrauch Ihres Körpers nicht einspritzen. Noch nicht, leider.

BECHTEREW-KRANKHEIT [1]

Lateinisch *Spondylitis ankylosans*. Das gesamte Achsenskelett ist rheumatisch entzündet, Schambeinfugen, kleine Wirbelgelenke, Iliosakralgelenke, Wirbelsäule. Auch die Sehnen sind betroffen. Der Verlauf ist chronisch und schmerzhaft. Patienten im Anfangsstadium haben mit dem CANTIENICA®-Rückenprogramm ausgesprochen gute Erfahrungen gemacht und leben weitgehend beschwerdefrei. Wenn Sie in einem fortgeschrittenen Stadium mit diesem Buch arbeiten möchten: Ziehen Sie Ihren Arzt zu Rate. Er wird Sie unvoreingenommen unterstützen.

DIFFUSE RÜCKENSCHMERZEN

Sie fühlen sich am Morgen steif. Beim Treppensteigen schmerzt das Kreuz. Frauen spüren die nahende Menstruation durch ziehende Kreuzschmerzen. Langes Sitzen ermüdet Sie. Nach dem Sport tut Ihnen der Rücken weh. Sie tragen tagein, tagaus zu enges Schuhwerk. Der Rücken rebelliert. Betrachten Sie diese Rebellion dankbar als Frühwarnsystem und nehmen Sie das CANTIENICA®-Rückenprogramm als Anweisungen zur Partnerschaft mit Ihrem Rücken. Nehmen Sie ihn ernst, verrichtet er gern und freudvoll seine Dienste. Wenn Sie unsicher sind: Probieren Sie die Kontaktübungen aus. Tun sie Ihnen eindeutig gut: weitermachen. Wenn nicht: Schreiben Sie mir. Wir suchen gemeinsam einen Weg.

DISKUSHERNIE

Siehe Bandscheibenschaden.

GLEITWIRBEL

Ein Wirbel, der aus der Reihe tanzt. In der Fachsprache Spondylolisthesis. Tritt meistens im Lendenwirbelbereich auf. Wie das geschieht, konnte mir noch niemand einleuchtend erklären. Liegt keine Entzündung vor, können Sie sich an die Übungen in diesem Buch machen. Die filigranen Muskeln, die das Skelett halten und stabilisieren, werden systematisch gestärkt. Kombiniert mit der konsequenten Dehnung und der Stabilisierung der Lendenwirbel, kann sich die Wirbelsäule im betroffenen Abschnitt erholen. Ist der gleitende Wirbel oder einer seiner Nachbarn durch mechanische Reizung entzündet: Sprechen Sie mit Ihrem Arzt oder Therapeuten. Falls sie verständnislos reagieren: Das CANTIENICA®-Rückenprogramm ist so aufgebaut, daß Sie die Kraft und Beweglichkeit langsam und behutsam und stetig aufbauen. Steigen Sie mit den Übungen ein, zu denen Sie Vertrauen haben. Tun Ihnen die Bewegungen gut, können Sie weitermachen.

---

1 Die Krankheit ist benannt nach dem russischen Nervenarzt Wladimir Bechterew.

HALSWIRBELDEFORMATIONEN

Dazu zählen: eine übertriebene Halswirbel-lordose, die in einen »Witwenbuckel« über-geht; eine Lordose mit Knick; wenn die natür-liche zarte Kurve ganz fehlt; Schiefstand des obersten Halswirbels (Atlas). Die meisten Beschwerden kommen von anatomisch ungeeigneter Haltung. Zur krankhaften Lordose gesellt sich im oberen Rücken in der Regel eine Kyphose, also ein Rundrücken. Das eine bedingt das andere. Das CANTIENICA®-Rückenprogramm schafft Abhilfe: Durch die Aufspannung der Wirbelsäule zwischen den beiden Endpolen Beckenboden und Kronen-punkt kann sich die Wirbelsäule wieder ausdehnen und wird in ihrem Verlauf optimiert (begradigt). Es ist wichtig, daß Sie das Prinzip verstehen: Die neue, anatomisch funktions-gerechte Haltung muß zu Ihrem neuen Alltags-muster werden. Ein bißchen gutgemeintes sporadisches Turnen reicht nicht.

HEXENSCHUSS

Fachsprachlich *Lumbago*. Plötzlich auftreten-der, intensiver Schmerz im Lendenbereich. Nach meiner Erfahrung schießt die Hexe am liebsten ein, wenn sich jemand die Strümpfe oder Schuhe im Stehen anziehen will und den Rücken dabei »verrenkt«. Bei starkem Husten ohne schützenden Einsatz des Beckenbodens tritt Lumbago ebenfalls auf. (Als ob man durch den Husten nicht schon genug gestraft wäre. Dem anatomisch guten Husten habe ich übrigens ein eigenes kleines Kapitel gewidmet Seite 18.) Die Notfalldehnungen machen einer »jungen Hexe« sofort den Garaus. Ist die neue Haltung etabliert, sitzt die Wirbelsäule fest in ihrem genialen Muskelkorsett, kommt sie auch nicht so schnell zurück. (Wenn Tumoren den Hexenschuß verursachen: Ziehen Sie auf jeden Fall Ihren Arzt zu Rate, bevor Sie das CANTIENICA®-Rückenprogramm absolvieren.)

HOHLKREUZ, HOHLRÜCKEN

Fachsprachlich auch Lordose: »Übermäßige Einsenkung des Rückens im Bereich der Lendenwirbelsäule«, sagt »Das Wörterbuch medizinischer Fachausdrücke« (Duden). Entsteht meistens durch Fehlhaltung, für die es ebenfalls oft ein Vorbild in der Familie gibt. Unfußmäßiges Schuhwerk und das herrschende Schönheitsideal verführen Frauen zum Hohl-kreuz. Männer machen's mit Strammstehen, durchgeknallten Knien, Muskeln aus Beton oder – mit dem überhängenden Bauch.

HÜFTSCHIEFSTAND

Kann durch Wachstumsstörungen, Erkrankun-gen (Kinderlähmung) oder genetische Voraus-setzungen entstehen. Ist meist eine Folge von etwas anderem – zum Beispiel Skoliose, Fehl-haltung, falsche Belastung (Kleinkinder auf der Hüfte herumtragen!). Was durch Fehlhaltung entstanden ist, können Sie zeit Ihres Lebens durch Guthaltung wieder weitgehend bis ganz beheben.

ISCHIASSYNDROM

Empfindlichkeit bis Entzündung des Ischias-nerves durch Reizung in der Lendenregion (L4, L5, S1), Erkrankung der Wirbelsäule, durch Infektionskrankheiten, Traumata, Frakturen, Hüftgelenkluxation. Der Schmerz ist gemein und strahlt von der Kreuzgegend bis in die Füße aus. Niesen, Husten, Lachen können den Schmerz verstärken. Die Schonhaltung der Betroffenen – das Bein wird leicht angewinkelt und nach außen rotiert – verschlimmert die Beschwerden auf Dauer. Außerdem leidet die andere Körperhälfte mit der Zeit unter der »Doppelbelastung«, denn sie muß das ganze Gewicht tragen. Das CANTIENICA®-Rücken-programm wird von vielen Betroffenen erfolg-reich praktiziert (Erfolg gleich Schmerzfreiheit). Bitte klären Sie mit Ihrem Arzt ab, ob sich die Ursachen Ihres Ischiassyndroms mit diesem gezielten Körpertraining vertragen.

KOPFSCHMERZEN

Sind die Kopfschmerzen chronisch, muß der Arzt die Ursachen abklären. Nach Schleudertrauma, Gehirnerschütterung, Unfall (ohne organische Verletzungen) können Sie das CANTIENICA®-Rückenprogramm problemlos und sicher für sich ausprobieren. Sehr wichtig: Von Anfang an darauf achten, daß »die neue Kopfhaltung« verstanden und sorgfältig aufgebaut wird. Der Kopf soll im Liegen **niemals** nach hinten fallen. Wie Sie das verhindern können, sagt Ihnen das Kapital »Feine kleine Helfer«. Falls sich die Kopfschmerzen verschlimmern: sofort aufhören. Wenn Sie sofort, während Sie die ideale Position aufbauen, Erleichterung empfinden, sind Sie auf dem richtigen Weg.

BESCHWERDEN AN KREUZBEIN, DARMBEIN, »ILIOSAKRALGELENK«

Hier kann das CANTIENICA®-Rückenprogramm so schnell und gründlich Abhilfe bringen, daß es für die Betroffenen an Wunder grenzt – und ist doch nur Feinmechanik am Skelett. Sofern die Schmerzen keinen organischen Ursprung haben und nicht durch Verletzungen entstanden sind, rühren sie meist von Bewegungsmustern her, die der Anatomie nicht gerecht werden: Das Becken wird gekippt, ob nach vorn oder hinten, ist egal, beides ist gleichermaßen unvorteilhaft für die Kreuzgegend und die Lendenwirbel. Und fast immer ist der Gang nicht koordiniert: Das Becken wird am Stück verschoben, statt daß die beiden Hälften in präziser Abstimmung unabhängig voneinander arbeiten können. Das Rückenprogramm führt Sie behutsam zur »beckengerechten Bewegung«: Sie lernen, das Becken in einer dreidimensionalen Achterbewegung ökonomisch zu gebrauchen.

KREUZSCHMERZEN

Sie können plötzlich einfahren und genauso plötzlich wieder »verschwinden«. Sie können Frühwarnsystem sein und chronisch werden. Sie können organische Ursachen haben (Organsenkung, Menstruation, Tumoren etc.).

Am häufigsten führt ein erschlaffter Beckenboden zum Kreuz mit dem Kreuz. Grundhaltung Hohlkreuz führt erfahrungsgemäß zu Schmerzen in dieser Region. Rundrücken auch: Die unteren Wirbel werden chronisch gestaucht, die Muskeln verkürzen, die Sehnen vertrocknen, die Bandscheiben leiden, die Powernerven, die im Kreuz aus dem Rückenmark »wachsen«, haben weniger Freiraum (Ischias, Hexenschuß). Wer es sich außerdem noch angewöhnt hat, Drehbewegungen aus dem Lendenbereich, den Hüften zu machen, dem sind Schmerzen programmiert. Das CANTIENICA®-Rückenprogramm zeigt Ihnen den Weg zu Schmerzfreiheit.

KYPHOSE

Es gibt die Kyphose als richtige Krankheit, nach Wachstumsstörung, Fehlbildung von Wirbelkörpern, hervorgerufen durch Rachitis, Osteoporose oder Spondylitis: eine extreme Krümmung der Wirbelsäule nach hinten, im Volksmund *Buckel* genannt. Besonders beschwerlich ist die Kyphose kombiniert mit der Skoliose. Hier ist buchstäblich der ganze Rumpf am Stamm verdreht – Kopfhaltung, Rippen, Brustbein, Wirbelsäule, Hüften, Becken – alles ist aus dem Lot. Mein Rückenprogramm kann Ihnen das Leben sehr erleichtern und es über weite Strecken schmerzfrei machen. Bedingung ist absolute Behutsamkeit: Gehen Sie langsam vor, in kleinen, sorgfältigen Schritten. Informieren Sie Ihren Arzt, Therapeuten, Chiropraktiker, Masseur. Bitten Sie um aktive Unterstützung, denn Sie müssen mit »working sensations« rechnen, mit Körpersensationen, die dem, was Schmerz genannt wird, sehr nahekommen. Und dann ist es wunderbar, wenn Sie eine angemessene Massage, eine befreiende Lymphdrainage, eine unterstützende, lindernde kinesiologische Behandlung bekommen können. Sie werden sehen: Die kleinen, behutsamen Fortschritte sind auch Balsam für Ihre Seele. Denn die wird bei einer starken Kyphose durch die Schmerzen mit der Zeit auch krumm. Eine leichte Kyphose (»Rundrücken«, »Witwenbuckel«) können Sie mit dem CANTIENICA®-

Rückenprogramm korrigieren. Erschrecken Sie nicht, wenn Sie dabei wachsen. Bei mir waren's immerhin gute vier Zentimeter, die mir die Skoliose vorenthalten hatte.

LORDOSE

Sie ist das Gegenstück zur Kyphose: Die Wirbelsäule krümmt sich übermäßig nach vorne, in den Bauchraum. Eine Lordose im Halswirbelbereich beugt die Wirbel Richtung Kehlkopf, der obere Rücken rundet sich, der Kopf wird nach hinten gezogen, die Kopfhaltung wirkt steif und verkrampft. Die Lordose entsteht meistens durch Fehlhaltung. Die Ursache für eine chronische Migräne ist nach meinen Erfahrungen sehr, sehr oft eine Lordose der Halswirbelsäule. **Lordosierung** heißt die Lordose im Anfangsstadium, zum Beispiel bei Schwangeren. Ein kraftvoller Beckenboden, der dem Rückenprogramm zugrunde liegt, verhindert die Deformation der Wirbelsäule durch den wachsenden Bauch: Das Becken ist anatomisch korrekt aufgerichtet, der Beckenboden trägt die Organe und das wachsende Kind, die Muskulatur im Kreuz bleibt gedehnt, geschmeidig, stark.

MIGRÄNE

Anfallartige, oft pulsierende Kopfschmerzen, die wiederholt und meist halbseitig auftreten. Häufig kommt die Migräne in den frühen Morgenstunden, überfallartig, der Schmerz macht lärm- und lichtscheu. Oft wird die Migräne begleitet von Übelkeit, Erbrechen, Schwindel, Sehstörungen. Es gibt eine ganze Reihe »Untergruppen«, gezielte, nachhaltige Heilung ist selten. Auffallend oft wird die Migräne auf psychische Ursachen abgeschoben. Ob durch Wetterfühligkeit, hormonelle Umstellungen, Schleudertraumata beeinflußt: Viele Menschen fanden durch das Rückenprogramm Linderung und Heilung (Selbstheilung). Bei allen Migränepatienten, die ich kenne, spielt die Kopfhaltung eine enorme Rolle bei der Auslösung der Attacken. Staucht der Kopf die Halswirbel chronisch, entsteht Dauerstreß für die sensiblen Nerven dieser Körperregion. Das CANTIENICA®-Rückenprogramm kann für Sie zur Schule der Wahrnehmung werden. Gehen Sie behutsam und liebevoll mit sich um. Freunden Sie sich mit den Übungen in migränefreien Zeiten an. Sie werden immer subtiler die Anzeichen wahrnehmen, die eine Migräneattacke ankündigen – um sie beim ersten Anzeichen zu stoppen.

NACKENBESCHWERDEN

Steifer Hals, Nackenstarre und Unbehaglichkeit rühren oft von schlechter Haltung. Oder von zielloser Überanstrengung durch anatomisch gefährliche Übungen. Wer den Kopf hochreißt, zur Seite zieht, im Kreise herumwirft, tut sich viel an – nur nichts Gutes. Das CANTIENICA®-Rückenprogramm stärkt die Wirbelsäule da, wo sie die Kraft braucht: in der tiefsten Muskelschicht, die in genialer Großzügigkeit die Wirbel verstärkt und verstrebt. Das ist auch für den Nacken enorm wichtig.

OSTEOPOROSE

Erkrankung des Skelettsystems mit fortschreitender Verminderung von Knochensubstanz. Die Knochen werden brüchig, das Skelett verformt sich (»Altersbuckel«). Die Osteoporose tritt bei Frauen viel häufiger auf als bei Männern, und ganz besonders nach der Menopause. Kalziummangel, hormonelle Umstellungen und Bewegungsmangel werden als mögliche Ursachen genannt. Viele Ärzte empfehlen mein Programm als ideale Vorsorge. Und Frauen mit nachgewiesener Osteoporose berichten, ihre Knochen seien viel weniger brüchig, die Gelenke geschmeidiger, es sei viel mehr Knorpelflüssigkeit vorhanden. Vormals brüchige Rippen fühlen sich elastisch und geschmeidig an und knacksen nicht mehr bei jeder Umarmung. Beraten Sie sich mit Ihrem Vertrauensarzt. Wenn Sie behutsam zu Werke gehen und sich nicht überfordern, riskieren Sie mit dem CANTIENICA®-Rückenprogramm nichts, da keine Belastung, keine Sturzgefahr, keine ruckartigen Bewegungen vorkommen. Sie können sehr viele der Übungen sogar im Bett durchführen.

SOMATISCHE RÜCKENSCHMERZEN

Sammeldiagnose für alle Fälle, die sich – noch – nicht auf eine klare Ursache festlegen lassen. Ich sage: Der Körper besitzt ein geniales Frühwarnsystem. Es gibt uns Rückmeldung, lange bevor der Rücken krumm, die Hüfte schief, der Knochen brüchig ist. Nehmen Sie diese Frühwarnungen ernst, Sie ersparen sich so die Deformation, die Zivilisationskrankheit. Wenn der Arzt den Schaden feststellt, ist Ihre Psyche zwar rehabilitiert, aber für die sanfte Therapie ist es zu spät. Siehe Kapitel »Freispruch für die Seele«, Seite 19.

RUNDRÜCKEN

Siehe Kyphose.

SCHEUERMANN-KRANKHEIT

Die häufigste Erkrankung der Wirbelsäule im Jugendalter, benannt nach dem Radiologen Holger W. Scheuermann. In »Reinkultur« entstehen Keilwirbel, die zu Haltungsschäden wie Rundrücken oder auch Versteifung eines Stückes der Wirbelsäule führen können. Der »Scheuermann« kann schmerzhaft sein, muß aber nicht. Ich vermute aufgrund meiner Erfahrungen: Erst war die schlechte Haltung, dann erst kam der Schaden. Nicht umgekehrt. Entsprechend hoffnungsfroh stimmen die Erfolge, die mit dem Rückenprogramm erzielt werden: Durch die konsequente Aufspannung der Wirbelsäule werden die betroffenen Wirbel vom Dauerdruck entlastet. Sie erholen sich weitgehend, natürlich in den Grenzen, die Knochenstruktur und Alter zulassen. Ist die Wirbelsäule einmal aufgerichtet, kann Geschmeidigkeit trainiert werden. Das dauert seine Zeit, beim einen mehr, beim anderen weniger. Auch wenn die volle Funktionsfähigkeit nicht sofort erreicht wird: Entlastung sollten Sie schon nach dem ersten Training spüren, wachsende Flexibilität nach dem dritten.

SCHLEUDERTRAUMA

Auch so eine Schublade, in der vieles abgelegt werden kann, was sich auf dem Computertomogramm und dem Röntgenbild – noch – nicht zeigt. Häufigste Ursache für das Peitschenschlagphänomen ist bekanntlich der Auffahrunfall. Oft sind feine Haltebänder um die Wirbel eingerissen, Bandscheiben werden gequetscht, es kommt zu Unterblutungen. Das Unberechenbare am Schleudertrauma: Es gibt beschwerdefreie Intervalle, dann schlägt es wieder zu, mit Nackenschmerzen, die in den Hinterkopf ausstrahlen, der Kopf scheint haltlos, Übelkeit, Schwindel. Das Rückenprogramm stabilisiert die Halswirbelsäule durch gezieltes Training der autochthonen Muskulatur, so heißt die Feinmuskulatur, die kunstvoll um die Wirbel verläuft. Die Aufspannung entlastet. Nachhaltig sind die Erfolge, wenn das Rückenprogramm mit gezielter Neuausrichtung des Kopfes (Schädels) und dem Training der Haltemuskeln am Hinterkopf einhergeht (siehe »Faceforming«, erschienen im Verlag Gesundheit, Berlin 1998). Dadurch kann der sensible kopftragende Atlas entlastet werden und seinen ursprünglichen »Standort« wiederfinden. Denn er kriegt beim Schleudern die volle Wucht ab und wird oft leicht verschoben.

SPINALGIE

»Wirbelschmerz«, Druckempfindlichkeit. Noch so eine schöne Diagnose für diffuse Schmerzen. Wobei ich keine Sekunde den Schmerz bezweifle. Nehmen Sie ihn ernst, und tun Sie Ihrer Wirbelsäule das Gute: aufspannen, aufspannen, aufspannen! Legen sich die Schmerzen, so wissen Sie: Ich bin auf dem richtigen Weg.

SPONDYLARTHRITIS

Entzündung von Wirbelgelenken, mit fortschreitender Versteifung und Krümmung der Wirbelsäule nach vorn. Besonders schmerzhaft und behindernd, wenn die Iliosakralgelenke entzündet sind. Ursache unbekannt, Heilungschancen sehr unterschiedlich. Besprechen Sie das Rückenprogramm mit ihrem Arzt. Wenn es das Stadium der Entzündung zuläßt, können Sie ohne Risiko die sanften Übungen im Liegen, am besten im Bett, ausprobieren. Gehen Sie sorgfältig und vor allem behutsam zu Werke. Oft ist die Linderung anfangs enorm. Beflügelt vom Erfolg, wollen ehrgeizige Naturen dann gleich das ganze Programm auf einmal absolvieren. Ich rate: Fügen Sie eine Übung um die andere dazu. Sollten sich die Schmerzen wider Erwarten verstärken, brauchen Sie Anleitung (siehe Adresse im Anhang).

SPONDYLARTHROSE

Degenerative Erkrankung der Wirbelgelenke durch Schwerarbeit, Überbeanspruchung im Sport, starkes Übergewicht, Stoffwechselstörung, chronische Fehlhaltung. Das Rückenprogramm lindert die Beschwerden eindeutig. Ob sich die erkrankten Wirbelgelenke, Dornfortsätze erholen, hängt vom Alter, von der Knochensubstanz, von der allgemeinen Gesundheit, von der Ernährung ab. Und von der Disziplin, mit der Sie Ihr Haltungsmuster im Alltag verändern. (Siehe auch Arthrose.)

SPONDYLITIS

Wirbelentzündung. Bakteriell verursacht (Staphylokokken, Tuberkulose). Sehr schmerzhaft. Die Wirbelsäule wird ruhiggestellt, oft mit Gipsliegeschale. Das Rückenprogramm hilft, die Beweglichkeit und die Muskelfunktionen schonend und nachhaltig wiederaufzubauen. Beraten Sie sich unbedingt mit Ihrem Arzt. Und überfordern Sie sich nicht.

SPONDYLOSE

Degenerative Erkrankung der Wirbelkörper, ähnlich der Arthrose, meist begleitet von Bandscheibenschaden. Es bilden sich an den Wirbeln Erhebungen, Zacken, die Schmerzen verursachen. Die anatomisch richtig aufgespannte Wirbelsäule und die Kräftigung der stützenden Muskulatur bringen Linderung. Viele Patienten leben schmerzfrei.

STEISSBEINTRAUMA

Wer das Steißbein gebrochen hat, weiß, was gemeint ist: Die Schmerzen kommen und gehen, wie und wann sie wollen. Ähnliche Schmerzzustände werden von Menschen beschrieben, die das Becken chronisch kippen und immer hinter den Sitzhöckern sitzen: Die Wirbelsäule wird gestaucht, die Stauchung ballt sich am Steiß. Meistens schmerzen auch die Iliosakralgelenke. Die neue Ausrichtung der Wirbelsäule und des Beckens entlastet. Wichtig ist die Kräftigung der »Korsettmuskulatur« am unteren Rücken, an der Taille, am Bauch.

ÜBERGEWICHT

Hohes Übergewicht und nachlässige Haltung sind eine geballte Tortur für den Rücken. Stärken Sie die Muskulatur, die Ihr Skelett aufrecht hält. Mit dem CANTIENICA®-Rückenprogramm geht das sogar im Liegen. Muskeltonus und Spannkraft bringen die Freude an der Bewegung zurück. Vielleicht gehören Sie zu den Glückspilzen, für die das Training als natürlicher Appetitzügler wirkt …

UNSPEZIFISCHE RÜCKENSCHMERZEN

Worauf warten Sie noch? Ihr Rücken sendet die Frühwarnsignale. Sie haben die Wahl: schnell schmerzfrei oder langsam krank werden.

VERKRAMPFUNG, VERSPANNUNG

Wenn der Beckenboden erschlafft ist und den Torso nicht trägt, so kompensiert der Rücken. An sich eine kluge Sache, aber immer eine Notlösung. Sie können Verspannungen im Kreuz, im unteren Rücken, im oberen Rücken, in den Schultern mit dem CANTIENICA®-Rückenprogramm gezielt und nachhaltig auflösen.

Für die medizinischen Definitionen wurden folgende Quellen verwendet:
Pschyrembel Klinisches Wörterbuch, W de G
Taschenatlas der Anatomie – Bewegungsapparat, Werner Platzer, Thieme Verlag
Das Wörterbuch medizinischer Fachausdrücke, Duden

Feine kleine Helfer

Ich zähle jetzt auf, was Sie unter Umständen brauchen. Legen Sie parat, was für Sie in Frage kommt, beginnen Sie erst dann mit dem Training. Das ist viel angenehmer, als wenn Sie erst in der Position merken: Es fehlt etwas. Wenn Sie unsicher sind: Probieren Sie aus, was für Sie stimmt. Es lohnt sich. Ich empfehle Ihnen, was sich in meiner therapeutischen Arbeit seit sechs Jahren bewährt. Welche der Möglichkeiten für Sie die richtige ist, müssen Sie herausfinden.

Vertrauen Sie Ihren *Empfindungen*. Ein Grundsatz meiner Arbeit (und Basis Ihres Erfolges) ist dies: Es gibt für Sie und Ihren Körper nur eine Autorität, und die sind – jawohl – Sie. Ich kann – und will – Ihnen Anregungen zur Selbstheilung geben. Sie sind das Wunder. Ich kenne nur den Knopf, um es auszulösen, das Wunder. In den Therapiestunden fragen mich die Leute am Anfang oft: »Und, mache ich es richtig?« Und sind dann ganz verdutzt, wenn ich antworte: »Keine Ahnung. Fragen Sie nicht mich, fragen Sie Ihren Körper.«
Wenn Sie unsicher sind, halten Sie sich an diese Checkliste: WIE FÜHLT SICH DIE POSITION AN?

Leicht, ökonomisch und schön? Lang, gedehnt, offen, auf aktive Weise entspannt?
Dranbleiben. Sie sind auf dem besten Weg.

Schwierig, verkrampft, kurz, gedrungen, unästhetisch?
Etwas stimmt nicht. **Position nochmals aufbauen.** Wenn's mehrfach nicht klappt, sitzt der Saboteur vielleicht in Ihrem Kopf. Vielleicht meint der Kopf, es müsse furchtbar schwierig und anstrengend und aufwendig sein. L-o-s-l-a-s-s-e-n!
Meine Methode ist manchmal extrem stressig für Physiotherapeuten, die bislang Theorien und Konzepte strenggläubig verfolgten und unterrichteten. Schon mancher Profi, der sich

bei mir weiterbilden ließ, lag irgendwann weinend in meinen Armen. Die einen weinten vor Glück, weil sie diese lange verlorene Leichtigkeit wiedergefunden hatten. Andere weinten aus Frustration, weil ihnen das Leichte, Einfache, Natürliche so sehr abhanden gekommen war. Sehr schwierig ist es für Menschen in akuten Schmerzzuständen. Wenn die Schmerzen so stark sind, daß Sie kaum mehr spüren, was der Körper macht. Gehen Sie liebevoll und behutsam mit sich um. Lassen Sie ab von jedem Ehrgeiz, bleiben Sie so lange bei den Grundübungen, bis Sie erste Veränderungen der Besserung spüren.

Sie brauchen eine Gymnastikmatte (1). Ich ziehe dünne mit gewaffelter Oberfläche den dicken Dingern vor: Die dünnen können gerollt und gefaltet und eingeschlagen werden und lassen sich mühelos verstauen.

Meditationskissen (2) sind ideale Helfer. Auch Sitzkeile (3) und Ballone (4) sind prima Assistenten. Wer einen Gymnastikball (5) besitzt, kann ihn bei einigen Übungen einsetzen. Für die Übungen im Sitzen ist ein leicht gepolsterter Hocker (6) geeignet.

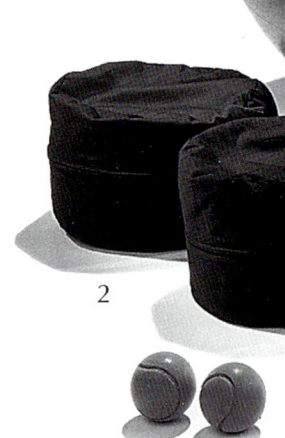

5

2

10

RUNDRÜCKEN, MIGRÄNE, SPANNUNGEN IN NACKEN UND SCHULTERBEREICH

Damit Ihre Wirbelsäule sich optimal dehnen kann, braucht die Halswirbelsäule Unterstützung. Legen Sie ein paar Taschenbücher (7) parat, auf die Sie Ihren Kopf betten können. Ein dick gefaltetes Handtuch ist ebenfalls geeignet. Manche Menschen mögen das Tuch als Rolle im Nacken.

Mein Lieblingstrick: Tennisball (8) unter den Kopf legen, und zwar an die höchste Wölbung des Schädels am Hinterkopf. Ausprobieren, es gibt eine Stelle – und nur diese eine –, die wie dafür geschaffen ist, auf dem Tennisball zu liegen. Nehmen Sie sich die Zeit, diesen Punkt genau auszumachen. Wenn Sie das Gefühl haben, Sie könnten auf dem Ball schlafen, haben Sie den T-Punkt entdeckt.

HOHLKREUZ, FLACHRÜCKEN, SCHWACHE BAUCHMUSKULATUR

In Spielzeuggeschäften und zum Teil in Kleintierhandlungen sind faustgroße Silikonbällchen (9) zu kaufen, die sich vorzüglich als Puffer unter den Kreuz-

beinen eignen. Nicht hart, nicht weich, anschmiegsam und formbar.
Jonglierbälle taugen auch, sind vielen, vor allem älteren Menschen aber schon zu hart. Ebenfalls zweite Wahl sind Schaumgummibällchen (wie für Softball, 10). Sie sind nicht so anschmiegsam wie die Silikonbällchen. Wenn Sie keine Silikonbälle finden: Ballone (4), nur leicht gefüllt, erfüllen den Zweck ganz vorzüglich. Eine dünne Matte kann so gefaltet werden, daß sie den unteren Rücken entlastet (bis die Bauchmuskulatur kräftig genug ist). Oder es können einfach die Hände untergeschoben werden.

VERSPANNUNGEN UND VERFORMUNGEN IM SCHULTERBEREICH

Für die Übung »Schultern setzen« in der Gruppe 1 empfehle ich relativ schwere Hanteln (11) oder ein Handtuch. Zwei Briefbeschwerer funktionieren auch. Ein idealer Helfer ist das Türreck aus dem Sportfachgeschäft (12).

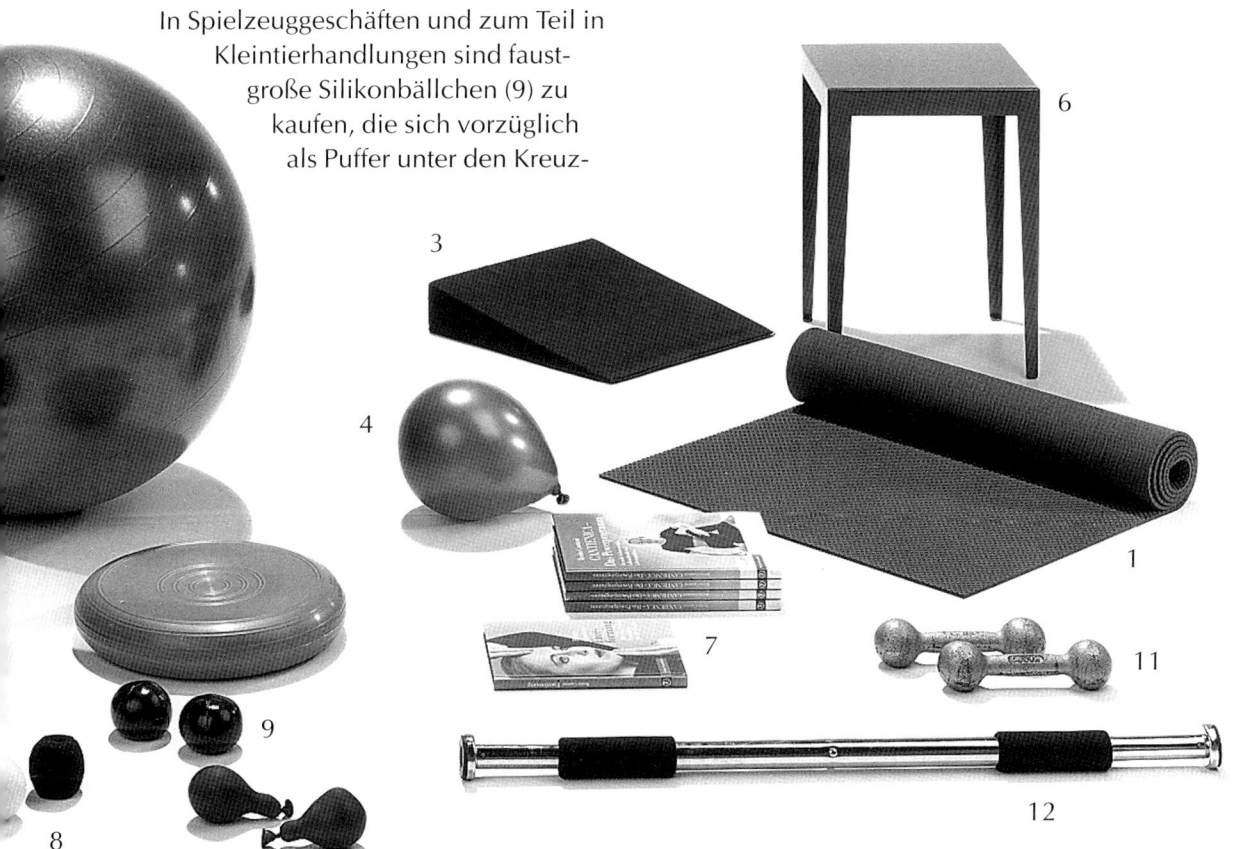

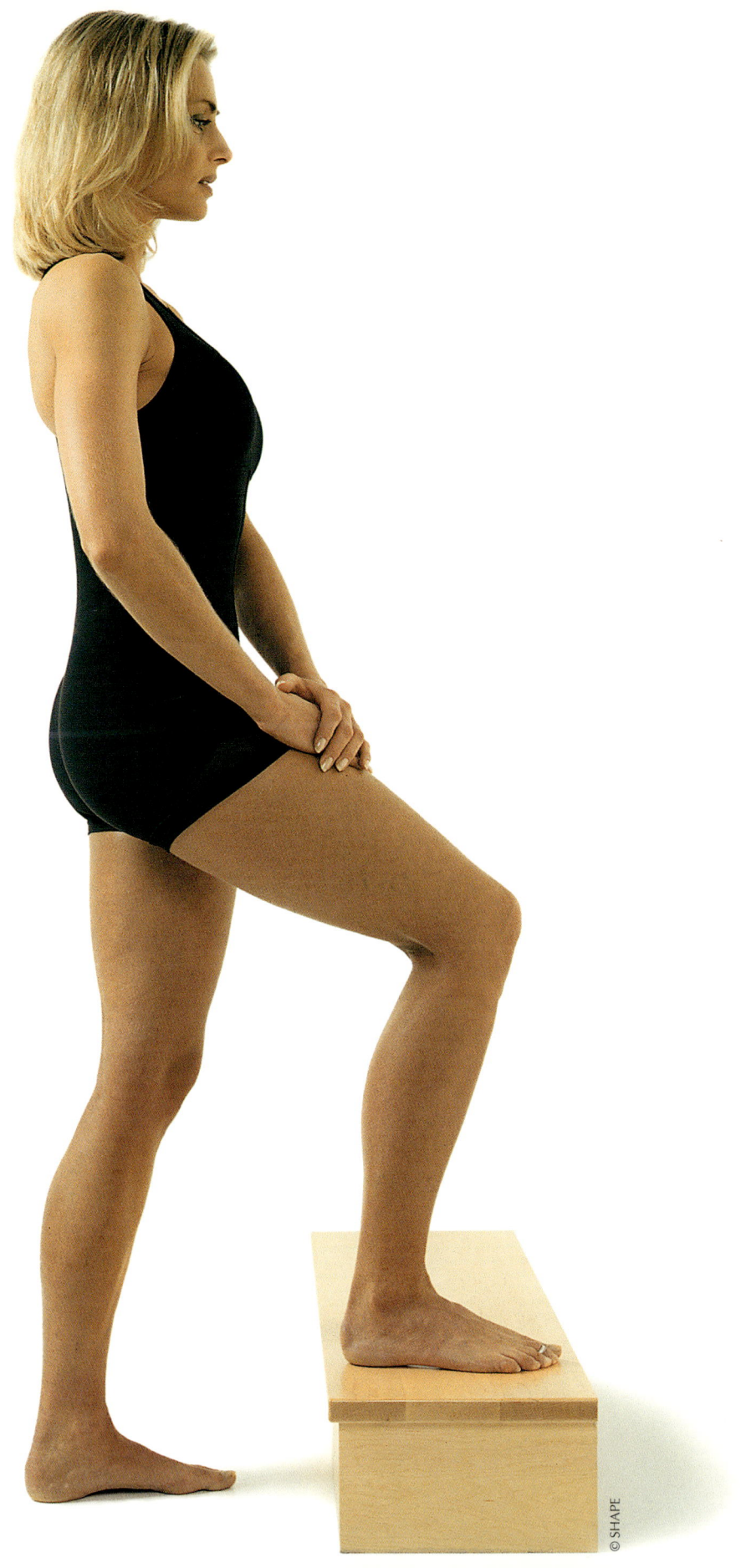

© SHAPE

Gesund und fit rücken – die Übungen

Das Rückenprogramm besteht aus sieben Übungsgruppen. Jede Gruppe ist so aufgebaut, daß eine Übung logisch zur nächsten führt. Folgen Sie anfangs dieser vorgegebenen Reihenfolge um den sorgfältigen, anatomisch richtigen Aufbau der Grundpositionen schnell und nachhaltig zu lernen. Später, wenn Sie die Übungen beherrschen, können Sie selbstverständlich einzelne Übungen herauspicken und Ihr eigenes Rückenwohlprogramm zusammenstellen.

Chantal Monnier, 54, Remo Gmür, 30, Marketingspezialist, und Lorèn Woka zeigen Ihnen die Übungen Schritt für Schritt. Chantal unterrichtet die Methode in ihrem CANTIENICA®-Studio. Remo setzt die Übungen als ideale Ergänzung zu seinem geballten Fitnessprogramm ein – Biking, Kickboxen, Krafttraining. Lorèn ist Personal Trainer in München. Viel Vergnügen!

Sind Sie bereit für die neue Leichtigkeit? Sobald Sie sich daran gewöhnt haben, daß es nicht weh tun muß, um gesund zu sein, werden Sie gar nicht mehr verstehen, wie Sie sich das Vergnügen der vertikalen Ausrichtung so lange vorenthalten konnten.

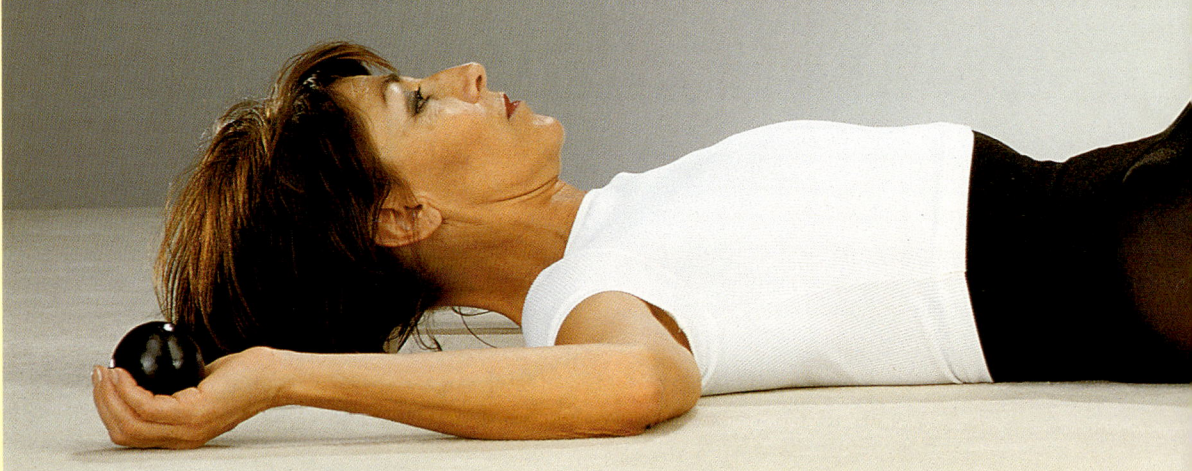

1. GRUPPE

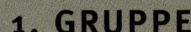

Die Wirbelsäule neu ausrichten

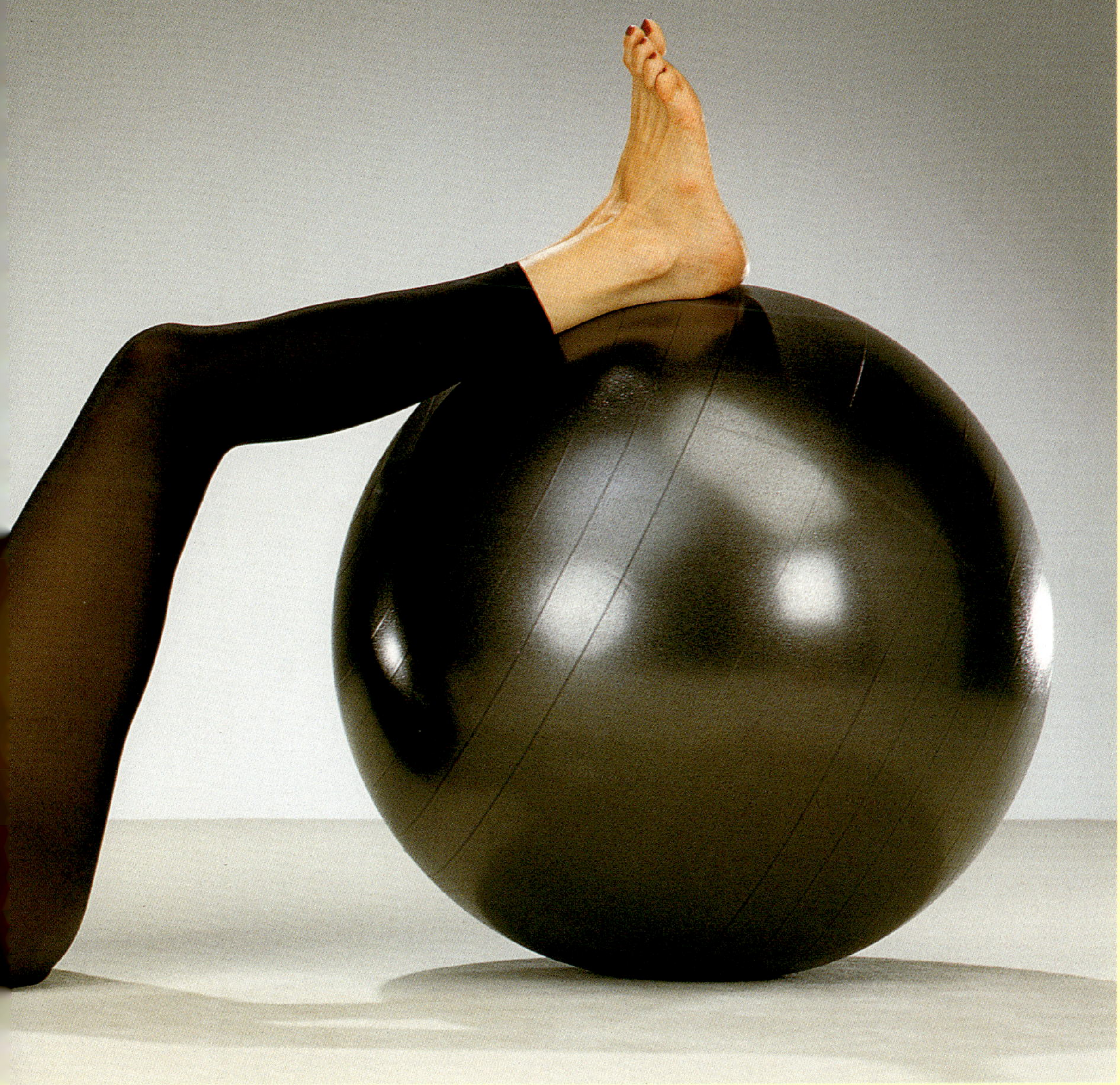

Fuß fassen

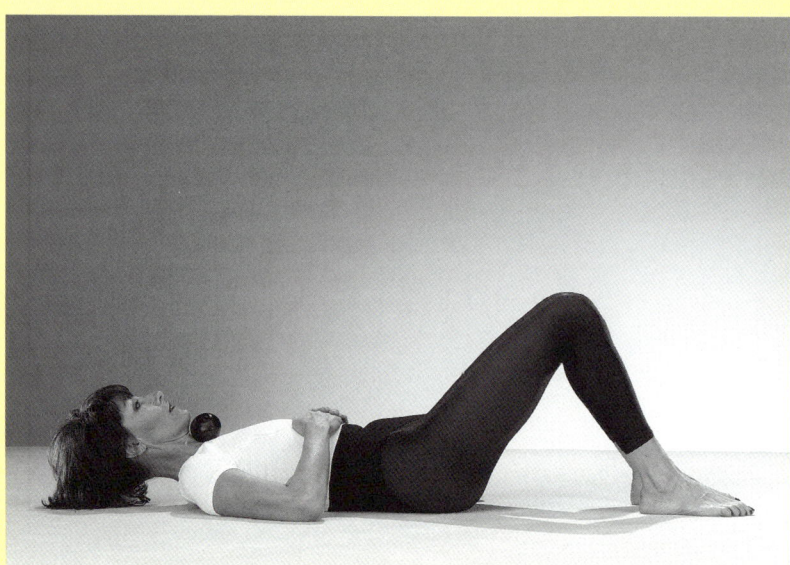

Der Jonglierball auf der Kehle hilft, den Hals zu entspannen.

Auf den Boden setzen. Mit Hilfe der Arme auf die Seite legen und behutsam auf den Rücken drehen.
Bei Bedarf Kopf unterlegen, zur Stütze der Halswirbel. Oder Tennisball unterlegen. (Ich trainiere *immer* auf dem Tennisball.)

Beine anwinkeln. Großzehengelenk und Außenseite der Ferse haben guten Bodenkontakt. Fuß, Knie und Hüfte liegen auf einer Linie, will heißen: Knie weder seitlich nach außen drücken, noch nach innen fallen lassen. Das ist wichtig, damit keine Hebelkraft die Hüftgelenke und das Becken behindern. Durch die Ausrichtung in der Idealposition kann die Muskulatur am und um den Beckenboden viel mehr bewirken.

Probieren Sie den Unterschied doch einfach aus: Drücken Sie die Knie zur Seite. Jetzt Fersenstoßen. Wie ist die Verbindung Ferse zu Beckenboden?

Jetzt klemmen Sie die Knie zusammen. Wieder Fersenstoßen. Was passiert? Haben die Füße noch denselben angenehmen Bodenkontakt oder nicht? Spüren Sie die Sitzknochen immer noch ganz klar oder nicht? Wird es »im Kreuz« enger?

Füße wieder anatomisch richtig erden. Knie locker. Vielleicht hilft Ihnen dieses Bild: Ich stelle mir vor, die Knie würden von einem unsichtbaren Faden zart hochgezogen, verlängert in die Unendlichkeit. Wenn die Beine sich so leicht anfühlen, daß sie fast ein wenig vibrieren: Gut so.

Fersen einseitig in den Boden stoßen. Links, recht, links, rechts. Wahrnehmen, was passiert. Spüren, wie sich die Sitzknochen zum Damm hin bewegen. Wie sich die Kraft des Beckenbodens regt. Position halten, direkt in die nächste Übung.

Tip!
Falls die Arbeit der Muskeln nicht sofort Feedback in Ihr Gehirn schickt: Schieben Sie Ihre Hände vor die Sitzhöcker in der Gesäßfalte und fühlen Sie so, was sich tut.
Beim beidseitigen Fersenstoßen können Sie mit den Mittelfingern die Sitzhöcker bewußt zueinander schieben und so die »Sensation« intensivieren.

Lang werden

Machen Sie ein leichtes Hohlkreuz. Wenn Sie nicht sicher sind: Schieben Sie eine Hand über der Taille unter den Rücken. Schaffen Sie für die Hand mehr Raum, wie ein Tunnel. Hand wieder hervornehmen. Beckenboden aktivieren. In der Vorstellung das Steißbein zu den Fersen verlängern und vom Steißbein her Wirbel um Wirbel zurück auf den Boden fließen lassen. Wenn Sie es optimal machen, so spüren Sie die Verlängerung bis in den Scheitelpunkt.

Tip!
Wenn Sie unsicher sind, ob Sie es »richtig« machen: Spannen Sie die Muskulatur des Hinterns an, und zwar möglichst auf Teufel-komm-raus. Nun drücken Sie den Rücken in den Boden. Wenn es Aua macht, sofort lösen und entspannen. Sie sind ein Glückspilz, Ihr Körper sagt Ihnen ganz klar, was ihm paßt und was nicht. Wenn es nicht schmerzt: Spüren Sie mal nach, fühlt sich der Torso kurz an?

Haben sich automatisch die Schultern vom Boden gehoben? Fühlt sich der Hals kurz und dick und abgeschnürt an? Ist der Bauch steinhart und keine Taille mehr vorhanden? Lösen und wieder die neue Art versuchen: Leichtes Hohlkreuz, mit zartem Fersenstoßen Kontakt mit dem Beckenboden suchen, Steißbein zu den Fersen verlängern, lang, leicht, geschmeidig in den Boden fließen.

Die verkürzende, verkrampfende Art wird in fast allen Sportklassen und Fitneßstudios und in vielen physiotherapeutischen Schulen gelehrt. Aber wird das Falsche richtiger, nur weil es so viele tun? Die Wirbelsäule wird künstlich verkürzt und gestaucht, ja, vergewaltigt. Kreuzgelenke, Becken, Schultergürtel werden auf die kurze Art regelrecht mißhandelt.

Sie können das Lang werden abends vor dem Einschlafen, morgens gleich nach dem Aufwachen zum Wohl Ihres

Rückens durchführen. Sie programmieren damit die Haltung neu, schlafen besser, stehen leichter auf. Mindestens dreimal, ohne Begrenzung nach oben. Korrekt durchgeführt kann der Rücken von dieser neuen Ausrichtung gar nicht genug bekommen.

Haben Sie jahrelang nach der Krampfversion gearbeitet? Dann müssen Sie sich an das neue Gefühl erst gewöhnen. Falls es scheint, der Rücken sei nicht ganz am Boden: Gehen Sie mit der Hand nachspüren. Die Wirbelsäule soll aufliegen, aber nicht in den Boden gedrückt sein. Im Kreuz, genau über dem Steißbein, kann es sich so anfühlen, als seien die Wirbel nicht ganz am Boden. Als könne ein Schmetterling, der dort schläft, noch ganz zart seine Flügel bewegen.

Direkt aus der entspannten neuen Rückenlage in die nächste Übung.

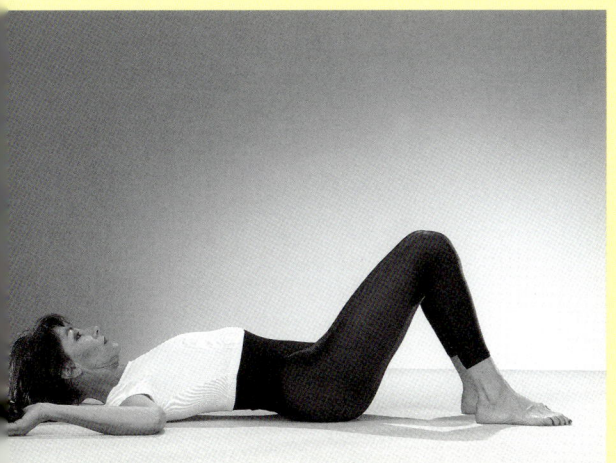
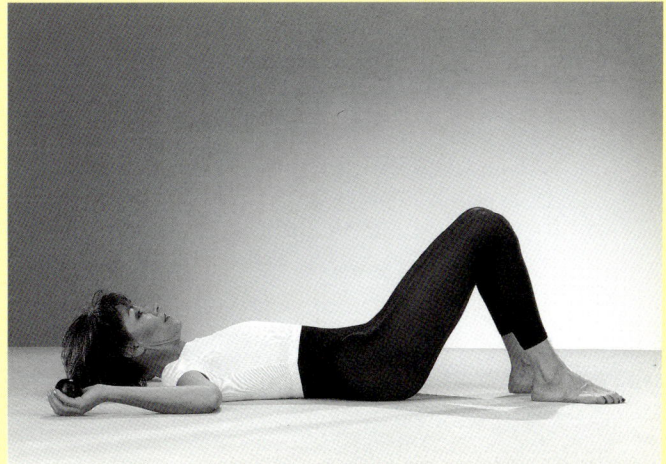

Stark machen

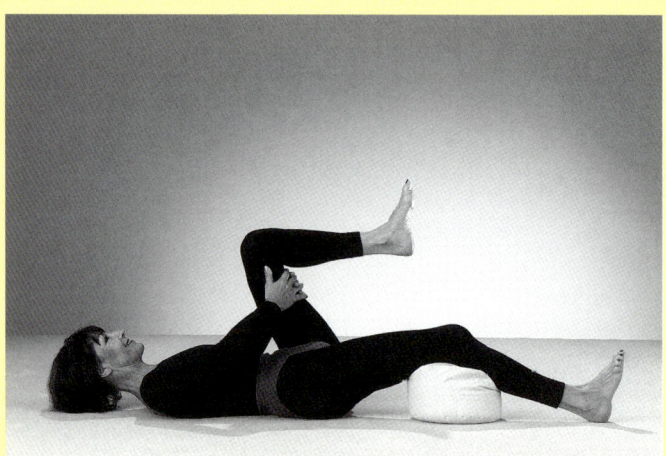

Das linke Knie zur Brust ziehen.
In der Kniekehle locker fassen.
So locker, daß Sie nicht vom
Tennisball rollen (falls Sie noch
draufliegen. Was einen kleinen
Zwischenapplaus wert ist.) Das
rechte Bein etwas ausstrecken,
zwischen Kniekehle und
Unterlage sind etwa 20 cm
Abstand.

Ferse aufsetzen, Fuß entspannt
»flexen«: Das ist Tänzersprache
und bedeutet einen rechten
Winkel zwischen Bein und Fuß.
Der Fuß bleibt entspannt, die
Zehen zeigen zur Decke, ohne
sich zu verkrampfen. Stellen Sie
sich vor, der rechte Fuß stehe
so, als wolle er eine Wand
hochgehen, das Grundgelenk
der großen Zehe und die Ferse
sind auf gleicher Höhe.

Die rechte Ferse senkrecht in
den Boden stoßen, leicht lösen,
stoßen, leicht lösen,
auf die Dauer von ein-und-
zwan-zig, stoßen, lösen.

Tip!
*Sie können den rechten Mittel-
finger wieder zum Zentrum des
Geschehens in der Mitte der
rechten Gesäßfalte bringen,
wenn Sie nicht sicher sind, ob
Sie spüren, was sich da tut. Die
Bewegung ist klitzeklein.
Die Wirkung groß. Mindestens
20 mal wiederholen. Seite
wechseln.*

Zum Entspannen können Sie –
auch zwischendurch – beide
Knie weich und entspannt zur
Brust ziehen (Bild unten).
Wichtig für den Rücken ist da-
bei: Fuß, Knie und Hüfte liegen
auf einer Linie. Das ist auch die
Grundposition für die nächste
Übung.

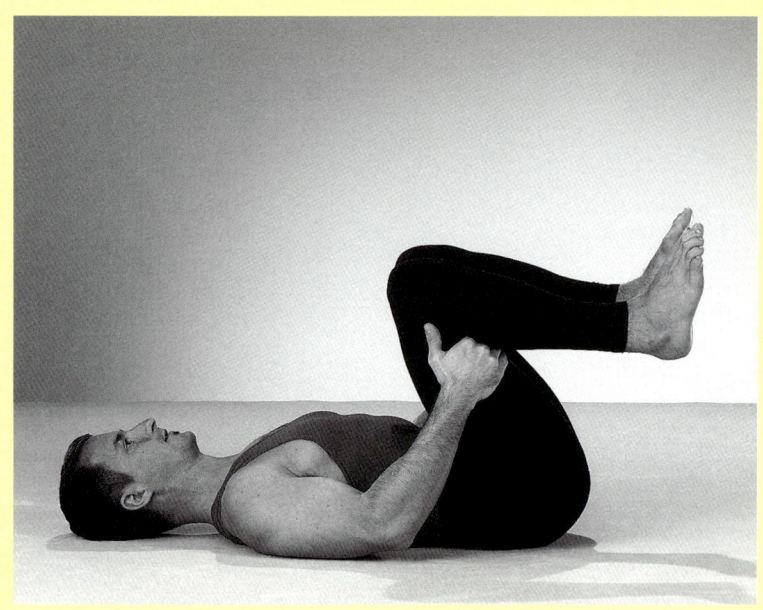

Weich werden

Rückenlage am besten mit Kopf auf dem Tennisball oder Jonglierball auf der Kehle. Beide Knie entspannt zur Brust ziehen. Mit den Händen von innen die Kniekehlen locker fassen. Die Schultern sind entspannt und liegen möglichst flach am Boden auf.

Einatmen, den Beckenboden bewußt aktivieren, die Muskelsensation über den Anus bis zum Steißbein hochziehen. Ausatmen und dabei die Knie zur Seite öffnen. Einen Moment weich bleiben. Wieder einatmen und Beckenboden aktivieren, Gefühl über den Anus zum Steißbein hochziehen, ausatmen, Knie noch weiter öffnen. So lange wiederholen, bis die Beine nicht mehr weiter gegrätscht werden können. Beine schließen, Füße aufsetzen.

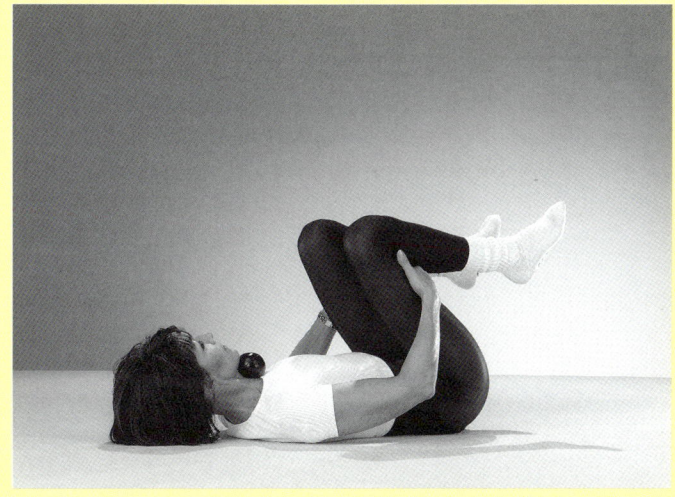

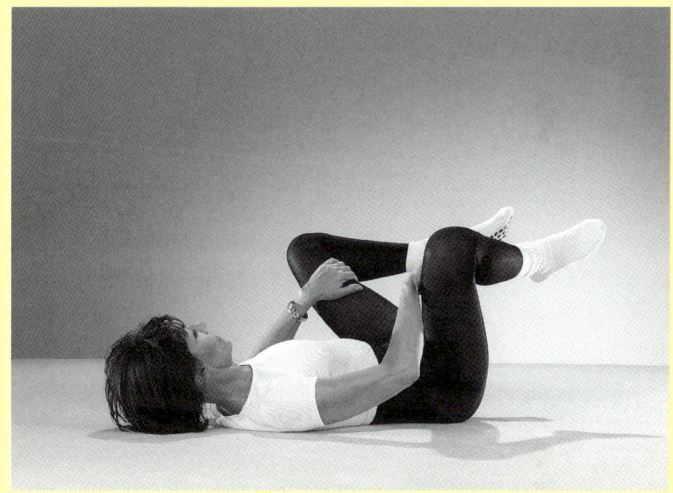

Tip!
Wenn Ihre Hüftgelenke sehr steif sind, wenn Sie X-Beine machen, wenn der Beckentrichter nicht mehr optimal funktioniert: In der größten Grätsche bleiben, einen Oberschenkel mit beiden Händen umfassen. Beckenboden aktivieren beim Einatmen und mit dem Ausatmen den Oberschenkel nach außen und oben »schrauben«, so weit es geht. Wiederholen, so oft Sie mögen. Seite wechseln.

Fehlt Ihnen die Kraft, lange genug in der Position zu bleiben? Sie können die gegrätschten Beine gegen eine Wand lehnen, die Unterbeine auf einen Stuhl, auf eine Bank, auf das Bett legen. So müssen Sie das Gewicht der Beine nicht tragen und können sich ganz auf das Geschmeidigmachen Ihrer Hüfte konzentrieren. Einfach immer wieder ausprobieren, eines gar nicht fernen Tages

brauchen Sie die Stütze nicht mehr.

Falls Sie anlehnen, brauchen Sie für die nächste Übung mehr Raum, damit Sie die Beine ausstrecken können. Wenn es Ihnen schwerfällt, den Hals und das Kinn zu entspannen, einen kleinen Ball in die Mulde unter den Kehlkopf legen, das hilft.

Hüften öffnen

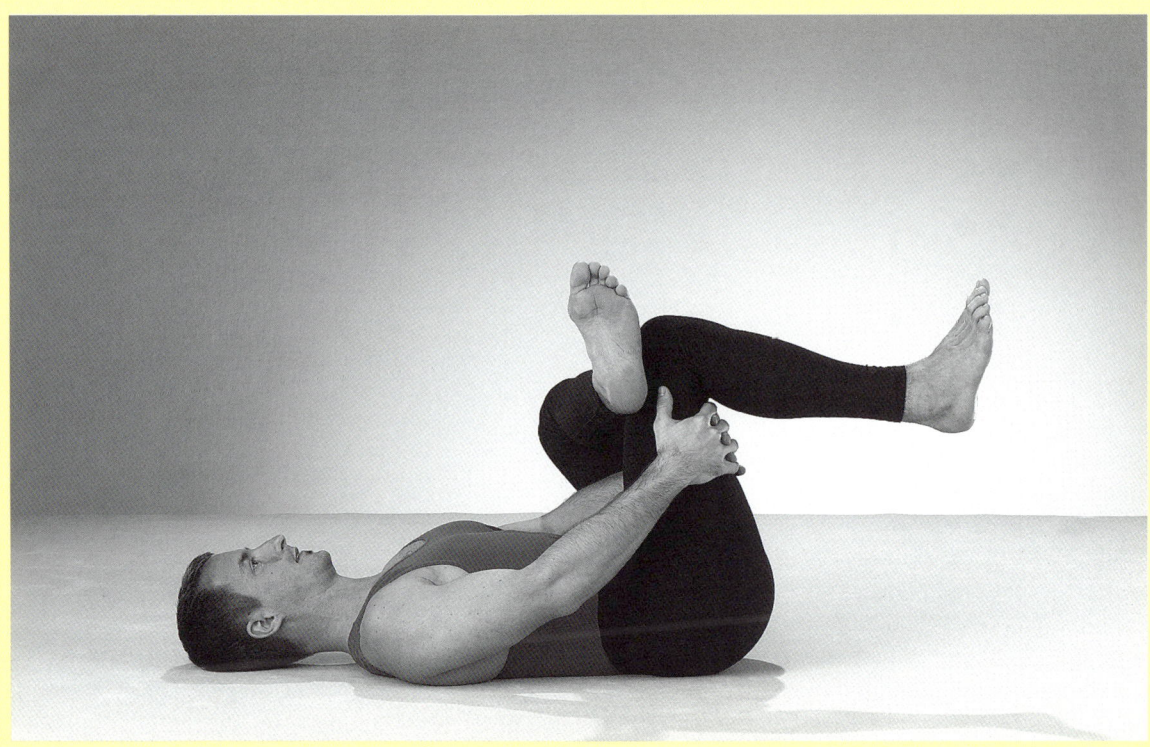

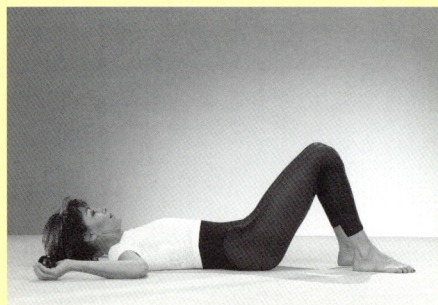

Idealerweise wechseln Sie direkt aus der Übung »Weich werden« (Bild links) in den Hüftöffner. Ihr Rücken liegt weich und entspannt am Boden auf, die Leisten sind bereits geöffnet.

Schritt 1
Rückenlage mit angewinkelten Beinen. Arme seitlich anwinkeln. Den linken Fuß über das rechte Knie legen. Beckenboden aktivieren und gleichzeitig einatmen. Ausatmen und die linke Hüfte/Leiste bewußt entspannen und öffnen. Zweimal wiederholen.

Den Beckenboden aktivieren und das rechte Knie zur Brust heben, so weit es geht, aber mindestens, bis Sie eine klare Dehnung der rechten Hüftmuskulatur spüren. Mit dem Atem entspannen lernen: einatmen und gleichzeitig den Beckenboden aktivieren. Ausatmen, vollkommen loslassen, spüren, wie die Hüften weich werden, wie das Kreuz in den Boden fließt, wie sich die Beckenschaufeln im Rücken öffnen. Mindestens fünf Atemzüge lang. Zurück in die Ausgangsposition.

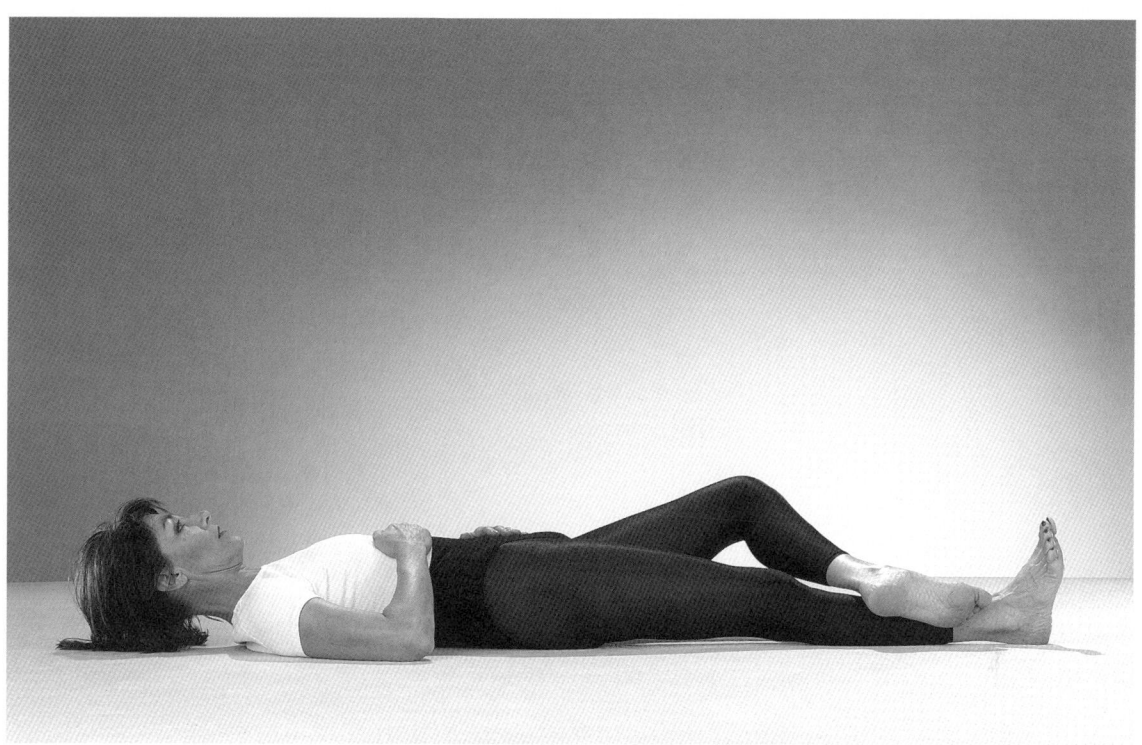

Schritt 2
Die rechte Ferse auf dem Boden auflegen. Energie in die rechte Ferse schicken und nach vorne stoßen, bis das Bein ausgestreckt ist. Den linken Fuß bequem und leicht auf das rechte Schienbein legen. Einatmen, Beckenboden aktivieren. Ausatmen, Beckenboden lösen, linke Hüfte entspannt öffnen, das linke Knie möglichst weit zum Boden fallen lassen. Mindestens fünf Atemzüge lang.

Seite wechseln.

Tip!
Wenn sich Ihr Rücken vom Boden hebt: Die Hände auf den Brustkorb legen und die Rippen entspannen. Beim Ausatmen hilft ein zarter Druck nach unten. Dadurch entspannen sich die Muskeln zwischen den Rippen, die Rippen selber werden geschmeidig.

Wenn es Ihnen schwer fällt, den Bauch zu entspannen: zartes Streicheln hilft. Sie können auch ein schweres Kissen oder ein dickes Buch auf den Bauch legen. Je mehr Sie sich entspannen, um so geschmeidiger werden die Leisten.

Rücken entlasten

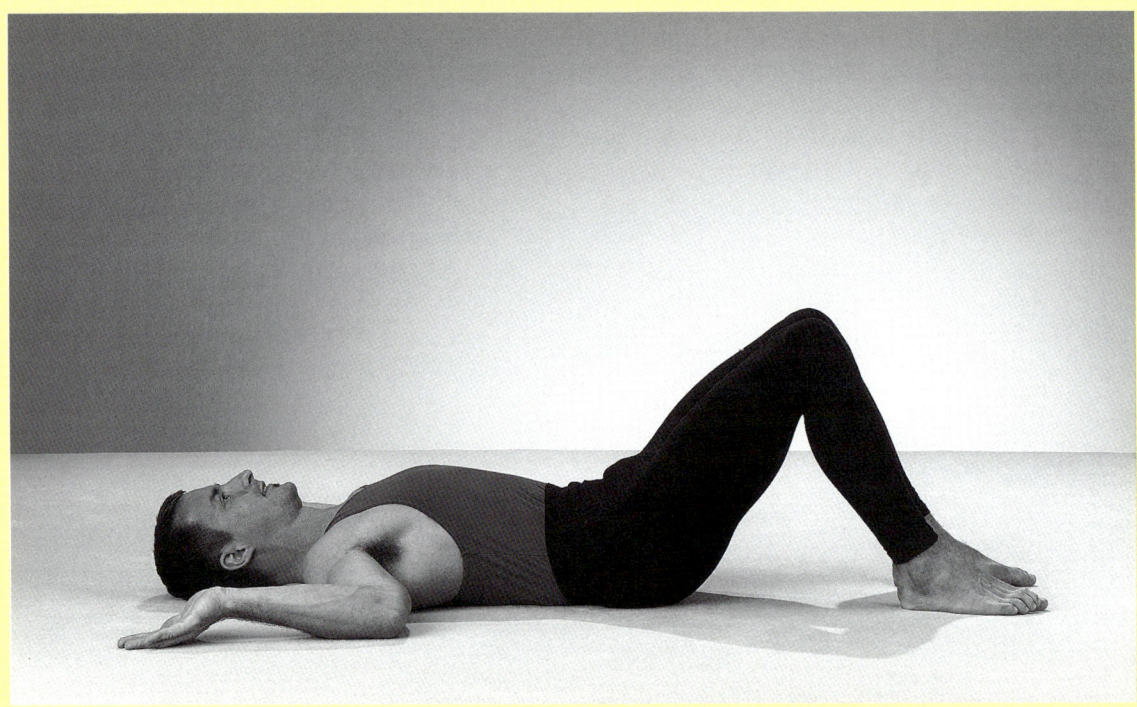

Entspannt auf dem Rücken liegen. Idealerweise liegt der Kopf auf dem Tennisball. Arme auf Schulterhöhe seitlich anwinkeln. Leicht ins Hohlkreuz, wie Sie es bereits kennen, Beckenboden aktivieren, die Muskelsensation über den Anus zum Steißbein hochziehen. Vom Steißbein her Wirbel um Wirbel auf den Boden oder die Unterlage fließen lassen.

Achtung!
Steißbein und Becken werden bei diesem Langmachen ganz gerade gehalten (auf keinen Fall nach oben kippen!). Stellen Sie sich vor, Sie ziehen das Steißbein zu den Fersen runter (Bild oben). Sie können zur Kontrolle auch ein schweres Buch auf das Schambein legen, sobald es in Richtung Oberkörper rutscht, haben Sie das Becken gekippt. Noch mal ins Hohlkreuz, Vorübung wiederholen. Bis es klappt.

Wenn die Wirbelsäule optimal gedehnt ist, beginnt die eigentliche Übung: Beckenboden aktivieren und mit dieser Kraft das Schambein in einem möglichst gedehnten Bogen zum Nabel rollen. Der Bauch ist dabei absolut und vollkommen entspannt, so entspannt, daß er in eine Kuhle zu fallen scheint. Fuß, Knie, Hüfte liegen auf einer Linie. Entspannen Sie die Knie, bis die Beine leicht vibrieren.

Becken mit der Muskelkraft im Schritt immer mehr zum Nabel rollen, bis sich das Schambein und die untersten Lendenwirbel leicht vom Boden heben, und zwar jeder Wirbel einzeln.

Tip!

Wenn Sie spüren, wie sich zwei, drei oder mehr Wirbel miteinander vom Boden heben: mit aktiviertem Beckenboden entspannen, ganz langsam zurückkommen auf den Boden. Noch mal ganz von vorne anfangen. Diese Schwierigkeit haben meistens Menschen, die regelmäßig Yoga, die 5 Tibeter und ähnliche Übungen absolvieren. Bei flüchtigem Hinsehen sieht »Rücken entlasten« auch aus wie Turnvater Jahns Brücke. Schauen Sie noch mal hin: Der Rücken hängt rund und gedehnt durch, jeder Wirbel liegt frei. Das Schambein ist der höchste Punkt. Der Bauch ist weich und bildet eine Wanne (Bild unten).

Wenn Sie sich an die neue Position gewöhnt haben: Pulsieren mit dem Beckenboden. Das heißt: voll aktivieren, leicht lösen, wieder voll aktivieren, leicht lösen. Mit mindestens zwölf solchen Pulsen anfangen, auf fünfzig bis sechzig Wiederholungen steigern. Um wieder in die Ausgangslage zu kommen: Beckenboden aktivieren, Rücken noch mehr durchhängen lassen und einen Wirbel um den anderen so zurück legen.

Tip!

Wenn sich Ihr Becken »automatisch« nach oben kippt oder wenn Sie die Beine nicht entspannen können: Stellen Sie die Füße auf die Zehenballen, und machen Sie die Übung wie beschrieben.

✪ *SOS!*
Diese Übung ist als Notfalldehnung bei allen Schmerzen und Problemen in der Kreuzgegend, in den Hüften geeignet.

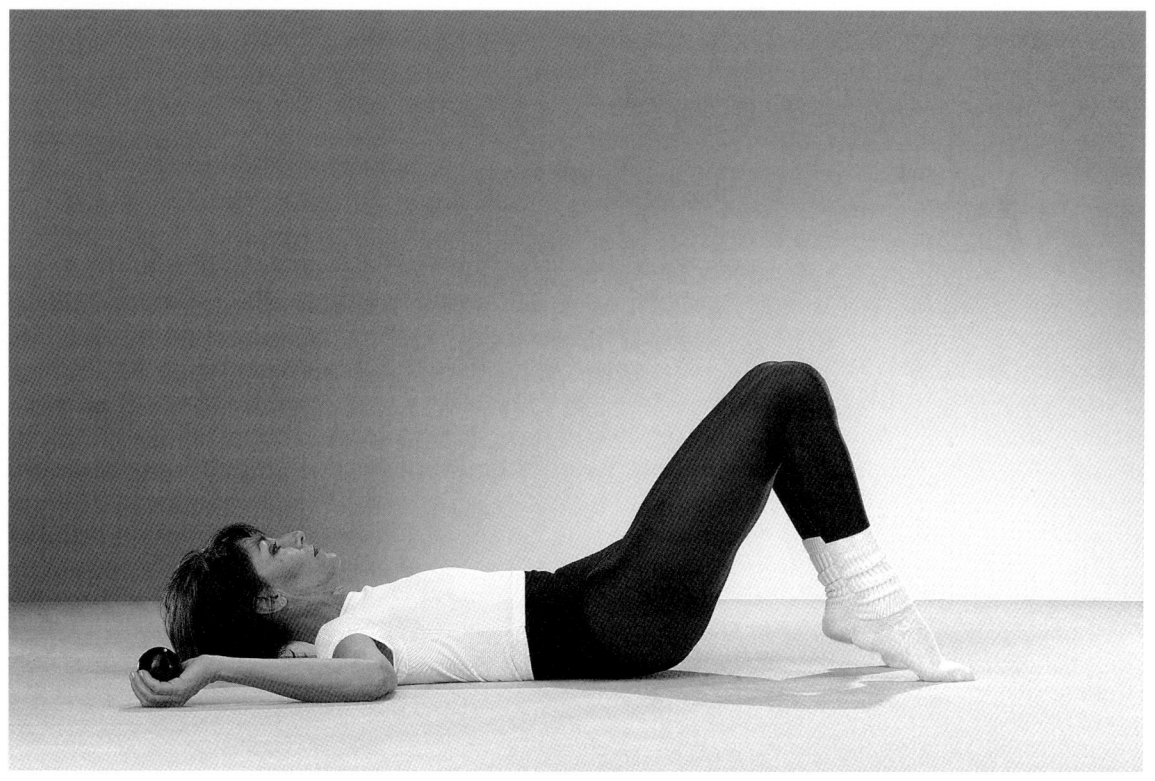

Schultern setzen

Rückenlage, idealerweise liegt der Kopf auf dem Tennisball. Beine angewinkelt, Füße hüftweit auseinander. Fuß, Knie, Hüfte sind in einer Linie ausgerichtet, die Knie sind entspannt.

Die Arme liegen seitlich parallel zum Körper. Die Ellbogen sind nicht durchgestreckt, sondern entspannt. Die Hände halten je eine Hantel, die fest am Boden liegt. Wenn Sie keine Hanteln zur Hand haben, legen Sie ein Handtuch über den Bauch und halten die Enden mit den beiden Händen, möglichst nahe am Boden. Wichtig ist in beiden Fällen: Die Faust zeigt Richtung Boden, das Handgelenk ist entspannt.

Leicht ins Hohlkreuz. Beckenboden aktivieren, über den Anus zum Steißbein hochziehen. Steißbein in der Vorstellung zu den Fersen verlängern, Wirbel um Wirbel behutsam auf die Unterlage zurückfließen lassen. Diese federleichte Dehnung fließt bis in den Kronenpunkt. Einatmen. Beim Ausatmen drehen Sie die Muskulatur des Oberarmes nach außen. Mindestens 12mal wiederholen. Auf 40mal steigern.

Tip!

Unterarm, Hand bewegen sich nicht. Die Muskelarbeit ist filigran. Wenn Sie spüren, wie sich der Brustkasten weitet, wie die Schulterblätter flacher auf dem Boden aufliegen und wie sich das Schulterdach nach außen-unten senkt: Genauso soll es sich anfühlen. So subtil sich die Arbeit an den Schultern anfühlt: Die Wirkung ist enorm.

Direkt aus dieser Position in die Übung »Kraftpunkt wecken« übergehen.

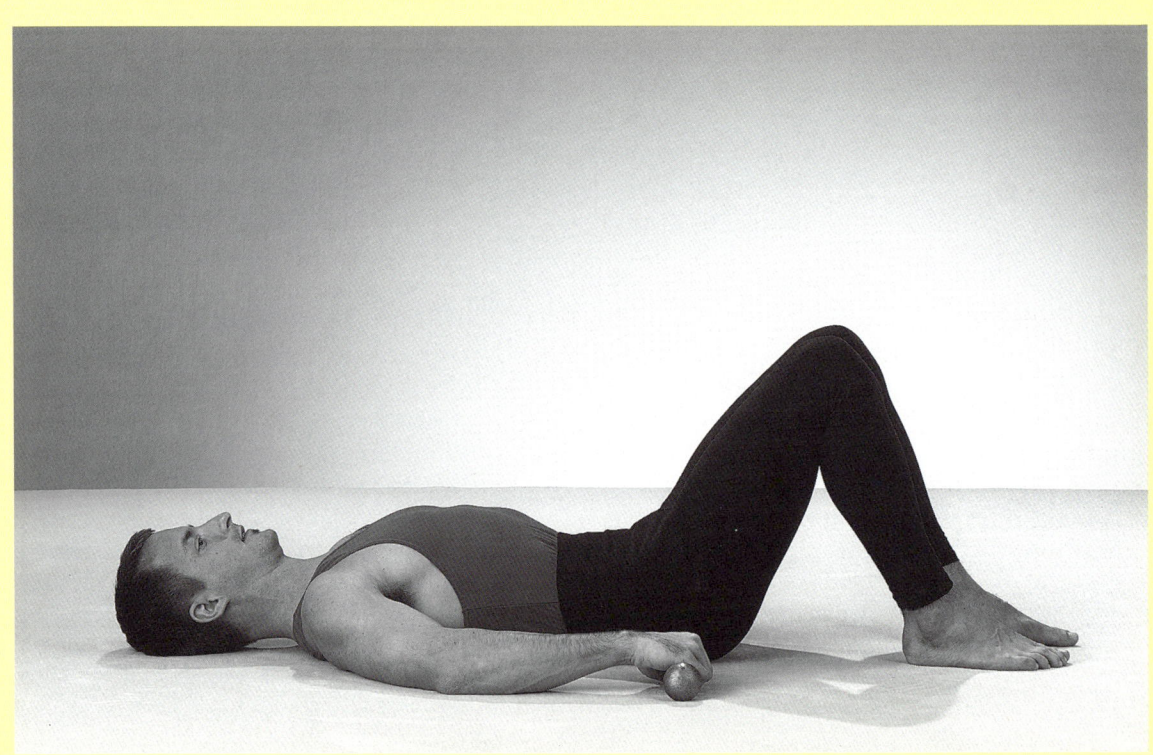

Kraftpunkt wecken

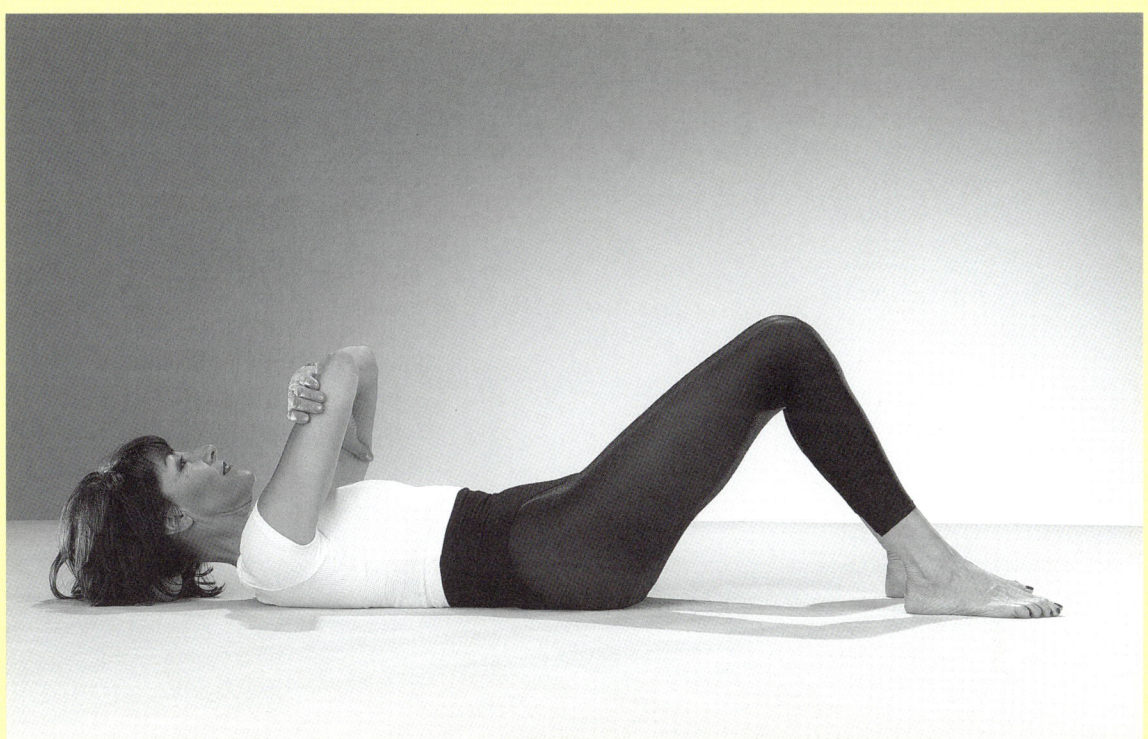

Rückenlage. Beckenboden ist
aktiviert und bleibt so während
dieser Übung. Arme über der
Brust verschränken. Schultern
entspannen. Nun die Arm-
kugeln nach außen-unten
setzen.

Tip!
*Stellen Sie sich vor: Zwischen
den Schulterblättern liegt ein
Kraftpunkt. Die Schultern werden von unsichtbaren Bändern
zu diesem Kraftpunkt gezogen.*

Bauch auch

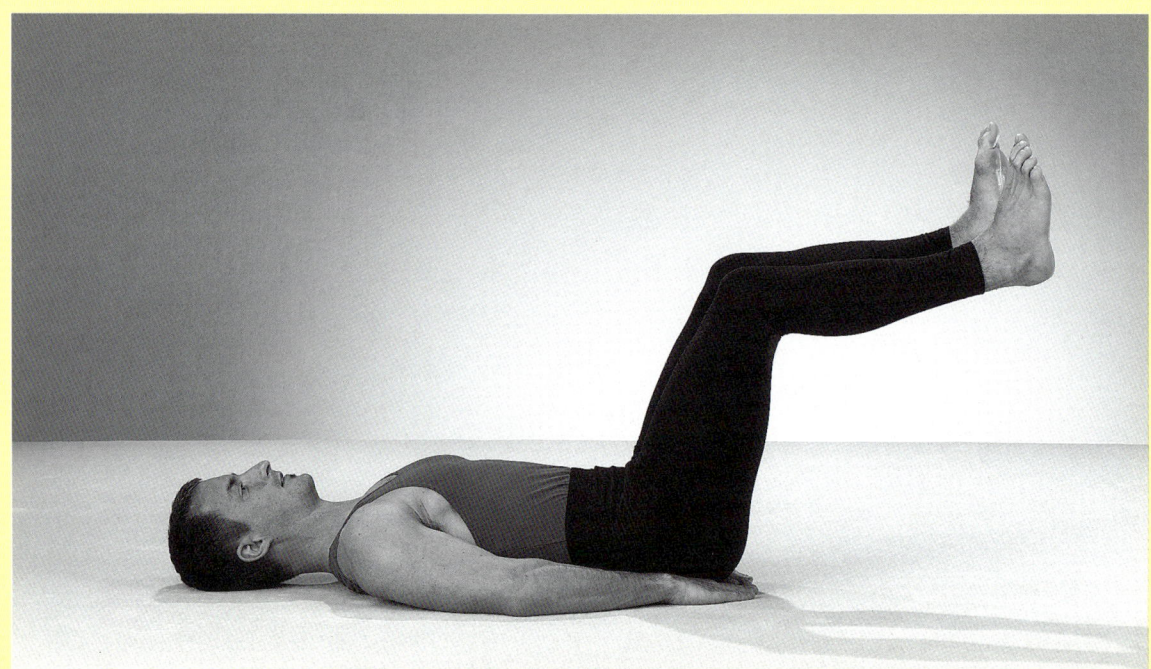

Der Bauch ist des Rückens bester Freund. Diese drei Übungen kräftigen die Bauchmuskulatur schnell und sicher.

Variante 1
Rückenlage. Falls Kopf nach hinten fällt: unterlegen, bis die Halswirbelsäule ohne Knick oder Bogen gerade liegt. Ideal ist der Tennisball. Beine in der Luft anwinkeln, die Knie stehen über den Hüften. Falls sich Ihr Kreuz vom Boden anhebt: Hände unter das Gesäß schieben (oder eine Matte oder Silikonbälle oder leicht gefüllte Luftballone, siehe Seite 28 und 29). Beckenboden aktivieren. Die Füße stehen im rechten Winkel zum Bein (flex), Fuß, Knie, Hüfte auf einer Linie.

Aus dem Beckenboden (und nur mit dieser Kraft) den rechten Fuß leicht nach vorne stoßen und wieder zurückziehen, während der linke vorstößt. Wenn Sie es richtig machen, ist es, als werden Sie gegen eine imaginäre Wand stoßen und von der Wand wieder zurückgeschoben. Die Bewegung ist 10 bis 15 cm, mehr nicht. Mindestens 12mal. Allmählich auf 30 steigern.

Tip!
Der Oberbauch bleibt ganz entspannt, die Muskulatur darunter macht die Arbeit. Schultern entspannen, Hals entspannen, Gesicht entspannen. Gleichmäßig und entspannt atmen. Wenn Sie nicht so recht wissen, wie das geht: Den Mund einfach leicht öffnen, und die Luft einfließen und ausfließen lassen.

Variante 2
Exakt gleiche Ausgangsposition
wie Variante 1. Der Unterschied
liegt in der Bewegung: Beide
Füße gleichzeitig vorstoßen,
gleichzeitig zurückziehen.
Mindestens 12mal, langsam auf
30 Wiederholungen steigern.
Die Bewegung ist auch hier
sehr klein, 10 bis 15 cm.

Tip!
*Der Oberkörper liegt ruhig und
entspannt. Nur der Bauch
arbeitet. Anfangs spüren Sie die
Anstrengung ganz unten am
Bauch, über dem Schambein.
Da mündet die Muskulatur des
Beckenbodens in jene des
Bauches. Wenn sich der Rücken
vom Boden heben will: unter-
legen wie beschrieben.*

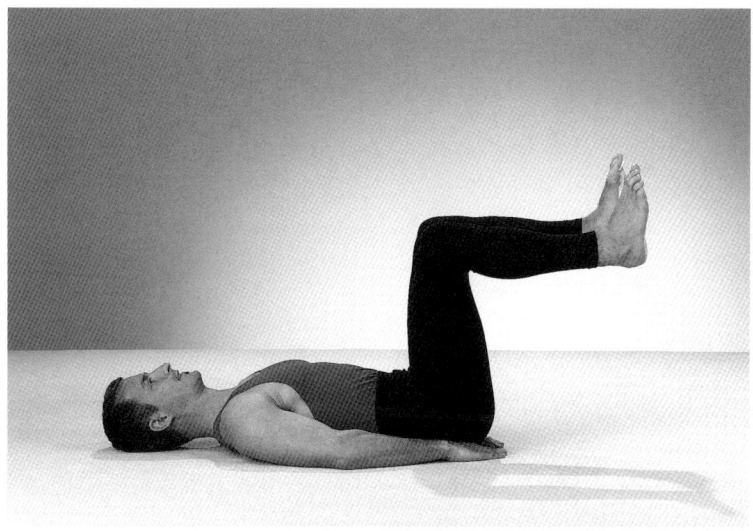

Variante 3
Wenn Sie einen Gymnastikball
haben: Rückenlage, die Füße
auf den Ball stellen. Die Zehen
zeigen gerade zur Decke hoch.
Die Füße sind hüftweit auseinander, eine Linie mit Knie und
Hüften. Fersen ganz zart in den
Ball stoßen. Achtung, das Kreuz
bleibt am Boden liegen, auch
das Becken ist fest verankert.
Beckenboden aktivieren und
aus dem Beckenboden den Ball
leicht nach vorne stoßen und
wieder heranziehen.

Tip!
*Die Arme sind seitlich angewin-
kelt oder, wenn sich der Rücken
noch nicht am Boden halten
kann, unter dem Gesäß.*

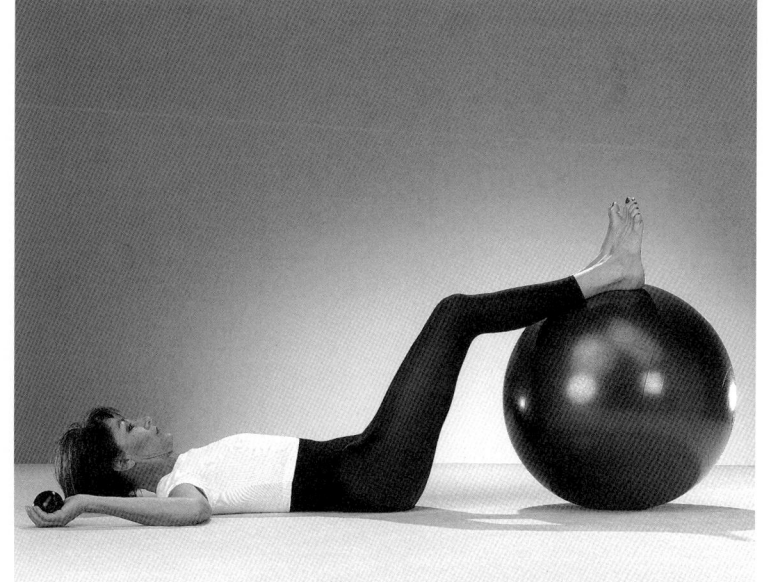

Zur Größe finden

Auf die rechte Seite drehen. Beine vor dem Körper anwinkeln. Der Kopf kann auf dem Arm oder einem etwa 10 cm hohen Kissen ruhen. Die Arme möglichst bequem legen. Den linken Arm können Sie auf ein Kissen legen. Die Taille mit einem Softball, einem Silikonball oder einem kleinen Handtuch stützen, damit die Wirbelsäule in einer geraden, harmonischen Achse liegen kann. Hüfte und Schultern liegen genau in einer Linie.

Leicht ins Hohlkreuz. Beckenboden aktivieren. Den unteren Rücken nach unten verlängern. Stellen Sie sich vor, eine unsichtbare Macht ziehe das Steißbein gerade nach unten.

Wenn Sie eine Dehnung und zugleich eine angenehme Leichtigkeit im Kreuz spüren, machen Sie die Übung optimal. Auf jeder Seite mindestens 5mal, keine Beschränkung nach oben: Je häufiger und öfter Sie diese Übung machen, um so besser.

⚙ *SOS!*
Übung eignet sich vorzüglich als SOS-Stretch.

Achtung!
Für die meisten Menschen ist diese kleine, behutsame Bewegung am Anfang schwierig – weil sie so einfach ist. Achten Sie darauf, daß Sie mit dem oberen Rücken nicht mitarbeiten: Das Steißbein zieht nach

unten, der Kopf zieht nach oben, dazwischen dehnt sich die Wirbelsäule.

Tip!
Die Übung kann problemlos im Bett ausgeführt werden: vor dem Einschlafen 5mal, nach dem Aufwachen 5mal. Das macht die Wirbelsäule geschmeidig und hilft gegen morgensteife Knochen.

Mit fortschreitender Kräftigung können Sie den Oberkörper ohne Stütze aufrecht halten und brauchen die »Flanke« nicht mehr zu unterlegen.

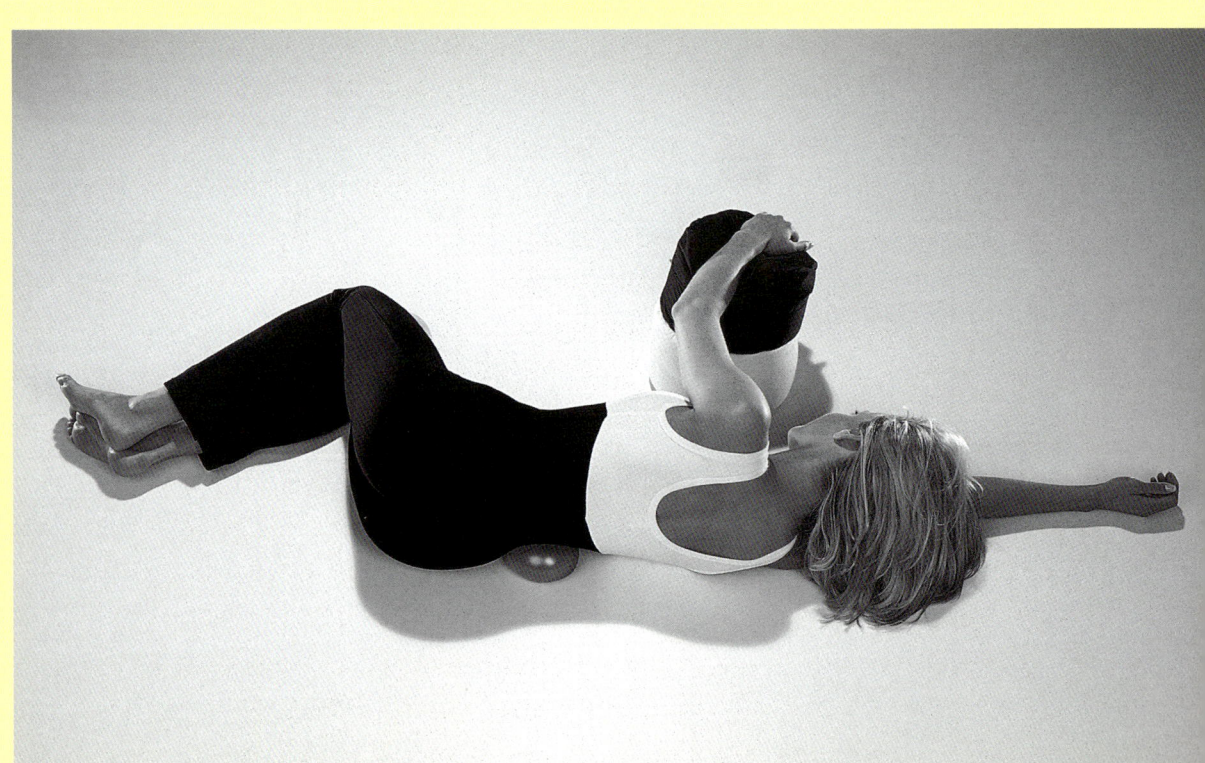

Achse richten

Vertikal denken

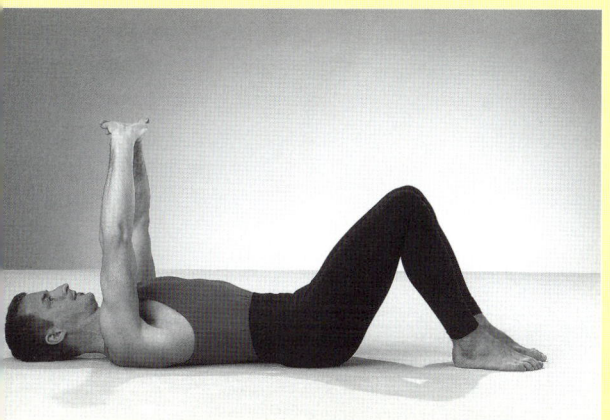

Rückenlage, Beine angewinkelt, leicht ins Hohlkreuz, Becken-boden aktivieren, das Steißbein Richtung Fersen verlängern, vom Steißbein her Wirbel um Wirbel in die Unterlage fließen lassen. Hände über der Brust verschränken, Arme zur Decke ausstrecken, Hände ausdrehen, die Innenflächen zeigen zur Decke. Mit (oder aus) gestreck-ten Armen die Armkugeln und Schultern nach außen-unten schieben. Entspannen. Arme zur Decke hochziehen. Die Schultern gehen mit. Wieder mit gestreckten Armen die Armkugeln nach außen-unten schieben. Mindestens 3mal.

Achtung!

Aufgepaßt: Sobald Sie die Ellbogen biegen, werden die Schultern schmal. In dieser Position schieben Sie die Schul-terblätter zusammen. Das macht eng statt weit und behindert die Wirbelsäule. Die Übung braucht ein bißchen – Übung.

Direkt aus »Achse richten«: Armkugel gut außen-unten halten und die Arme langsam über den Kopf senken, bis sie auf dem Boden aufliegen. Entspannen, Arme wieder strecken, Armkugel nach unten-außen schieben. Der Becken-boden ist aktiviert, der untere Rücken lang und gedehnt.

Tip!

Wenn Sie die Position neu ein-nehmen möchten: Rückenlage. Leichtes Hohlkreuz. Becken-boden aktivieren. Steißbein zu den Fersen verlängern. Wirbel um Wirbel zurückfließen lassen. Arme über dem Kopf ausstrecken. Hände verschrän-ken, Innenflächen ausdrehen, vom Kopf weg. Die Armkugeln nach außen-unten schieben. Wenn Sie den Beckenboden optimal aktiviert haben, fühlt es sich an, als sei der Rücken in einem Rahmen aufgespannt.

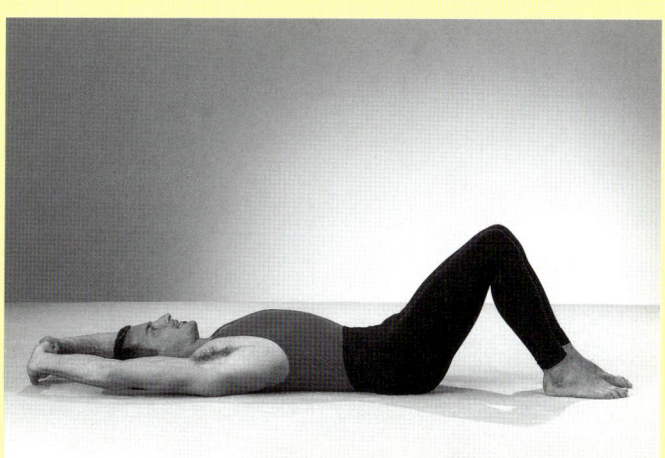

Die Wirbelsäule neu dehnen

Sie können die meisten der folgenden Übungen auf dem Bettrand sitzend machen. Aber auch auf einem Hocker, einem Stuhl mit gerader Sitzfläche oder einem Bänkchen. Wenn Sie Ischiasprobleme haben, ist für die Position »Vernetzen« ein Fußschemelchen ideal.

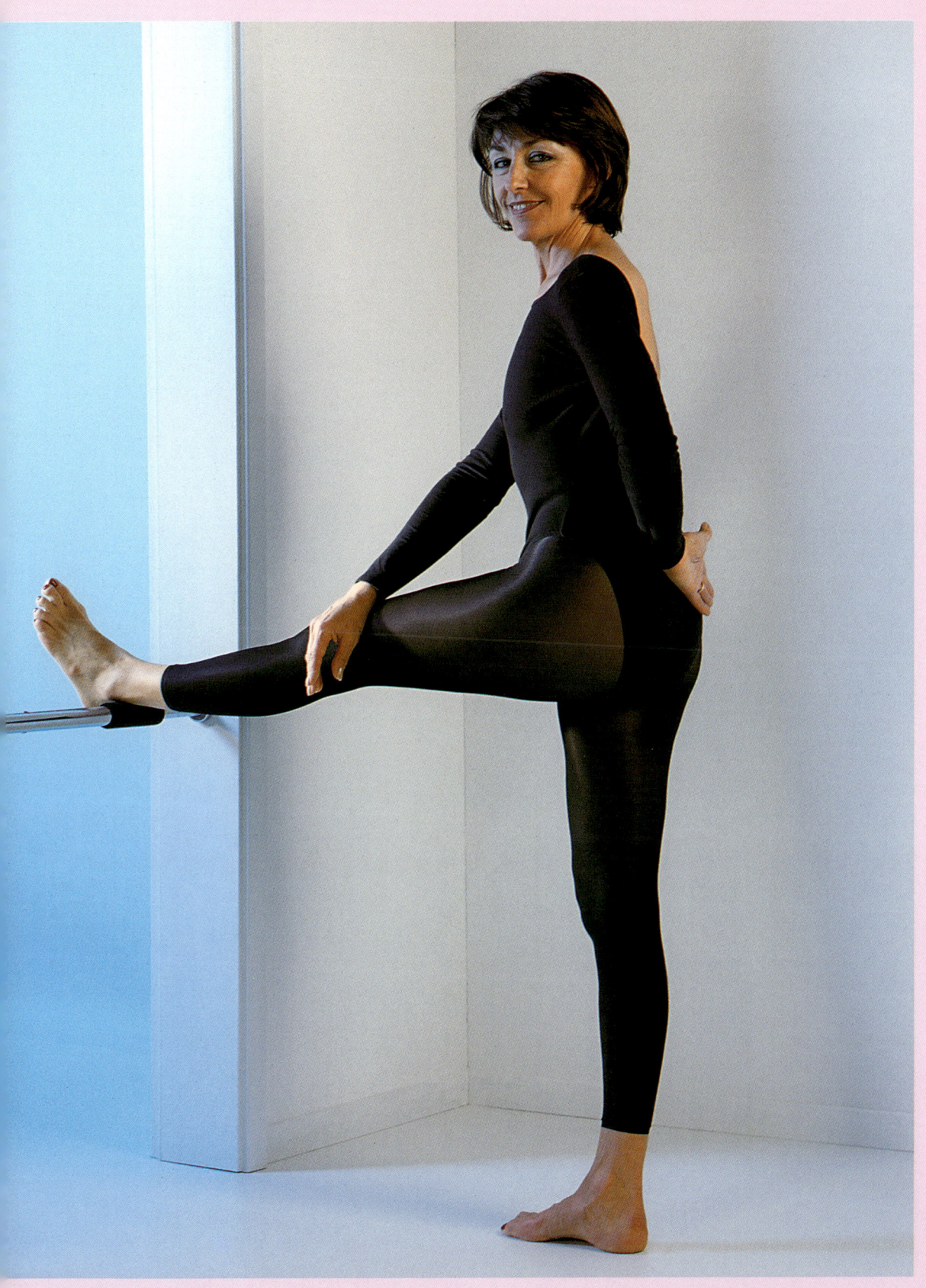

Grundkraft wecken

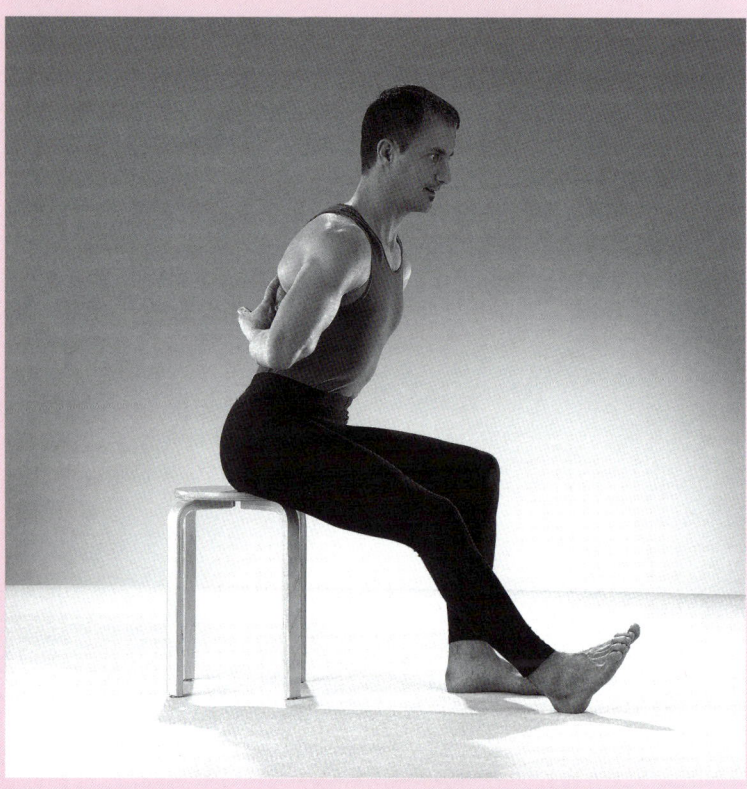

Am vorderen Rand eines Hockers sitzen. Füße hüftweit auseinander. Das Grundgelenk der Großzehe und die Außenseite der Ferse belasten. Stellen Sie sich vor, Sie schlagen an diesen Stellen zarte Würzelchen.

Die Fersen leicht in den Boden stoßen. Sie spüren, wie sich die Sitzknöchelchen durch die Kontraktion des Beckenbodens zusammenziehen. Halten Sie diesen Muskeltonus. Den unteren Rücken nach unten fließen lassen, wie Sie es aus »Zur Größe finden« kennen.

Hände locker in den Rücken legen. Kronenpunkt verlängern. Mit geradem Rücken leicht nach vorne neigen. Das rechte Bein ein bißchen mehr ausstrecken. Ferse aufsetzen. Fuß flex, die Zehen zeigen senkrecht zum Himmel. Rechte Ferse leicht in den Boden stoßen, lösen, wieder stoßen, lösen. Mindestens 20mal, auf 40mal steigern. Langsam den Oberkörper wieder aufrichten. Seite wechseln.

Tip!
Freunden Sie sich mit dieser Übung an, Sie kann überall im Sitzen zwischendurch zur aktiven Entspannung genutzt werden.

Oberkörper aufrichten, Füße wieder hüftweit ausrichten, direkt in die nächste Übung.

Halswirbel ahoi

Aufrecht sitzen. Arme vor den Oberkörper. Füße hüftweit auseinander. Großzehengrundgelenk und Außenseite der Ferse gut am Boden verankern. Die Fersen senkrecht in den Boden stoßen. Den unteren Rücken nach unten verlängern, den oberen nach oben. Kronenpunkt hochziehen, als sei er an einem goldenen Faden aufgehängt.

Arme in Schulterhöhe vor dem Körper anwinkeln. Jetzt den Kopf möglichst nahe am Stamm nach vorne einrunden, vom Kronenpunkt her. Der Rücken soll sich lang gedehnt anfühlen. Wenn Sie auch vorne über Bauch und Rippen eine Dehnung spüren: um so besser.

Zugspannung zwischen Beckenboden und Kronenpunkt behalten, das Kinn nach rechts drehen, wie eine Drehscheibe und ganz langsam. Langsam nach links, Zugspannung halten, nach rechts. Auf jede Seite mindestens 3mal. Allmählich auf 7mal steigern.

Mit dem Kopf zurück in die Mitte. Beckenboden aktivieren, Steißbein nach unten ziehen, Kronenpunkt nach oben, so den Kopf behutsam und schonend aufrichten. Direkt aus dieser Position in die nächste Übung.

Tip!

Die Übung zeigt Ihnen einen neuen Weg, die Halswirbel geschmeidig zu machen und zu kräftigen. Je leichter sich der Kopf anfühlt, um so besser machen Sie die Übung. Es soll nirgends an der äußeren Halsmuskulatur zerren oder reißen. Auch wenn Ihnen die neue Halsart beim ersten Versuch seltsam vorkommt: Sie werden schon nach dem dritten Mal positive Veränderungen sehen und spüren. »Halswirbel ahoi« verlängert den Hals, bildet Querfalten zurück und verbessert das Doppelkinn. Erinnern Sie sich an den Grundsatz: Was sich leicht anfühlt und schön aussieht, ist körpergerecht.

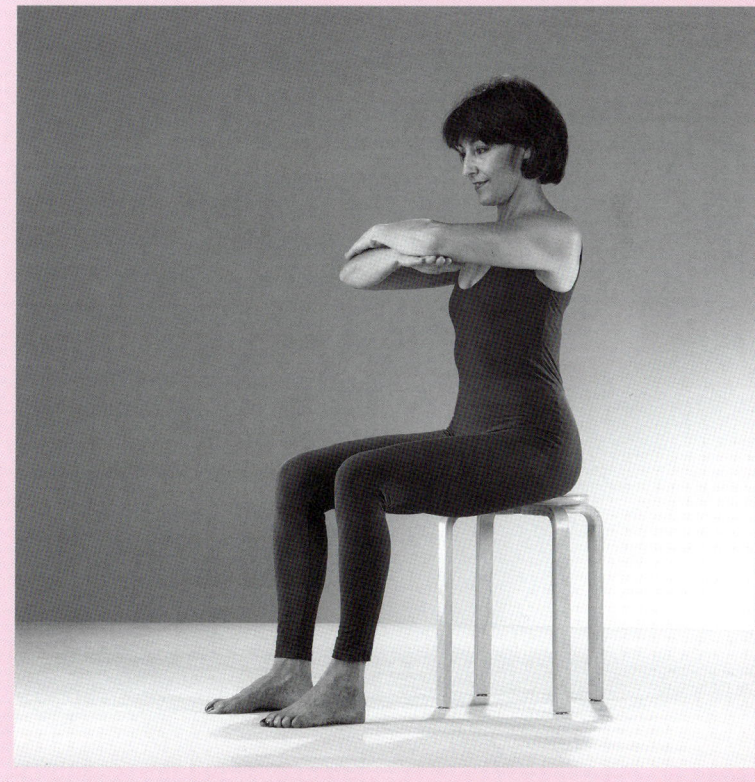

Der gute Dreh

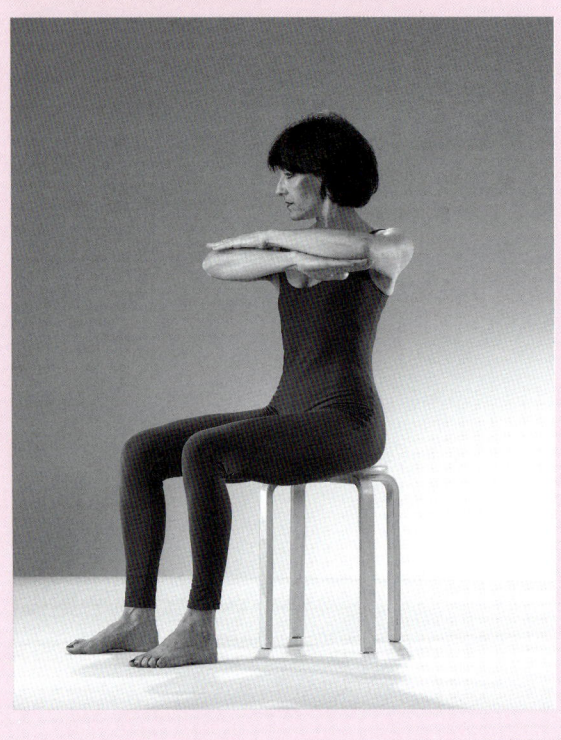

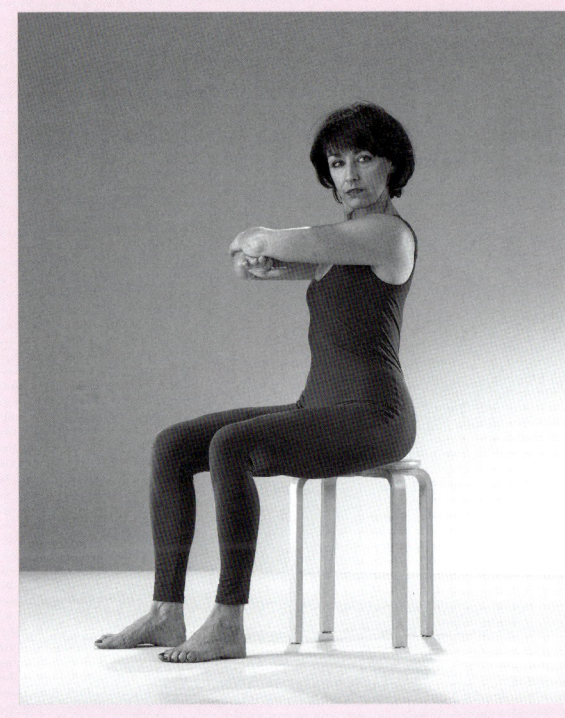

Rücken optimal aufrichten. Den Beckenboden aktivieren, indem Sie die Fersen leicht in den Boden stoßen (Fuß und Zehen entspannt halten). Arme in Schulterhöhe vor dem Körper anwinkeln.

Stellen Sie sich vor, die Wirbelsäule besitze genau auf Brusthöhe ein Scharnier. Drehen Sie den Oberkörper aus diesem Scharnier nach links. Das Kinn drehen Sie gleichzeitig und sehr langsam wie eine Drehscheibe nach rechts. Einen Atemzug halten. Zur Gegenseite: Brustwirbelsäule nach rechts, Kinn nach links. Auf jede Seite 3mal.

Tip zur Vorbereitung!
Lassen Sie die Ellbogen schwer nach unten fallen. So »befreien« Sie das Schultergelenk von der Armkugel. Beim Drehen der Brustwirbelsäule die Schultern still halten, entspannt nach außen-unten ausgerichtet.

»Der gute Dreh« programmiert Ihre Wirbelsäule anatomisch richtig, indem er die Lendenwirbel in einem Muskelkorsett aufrecht und stabil hält, die Brustwirbel dagegen geschmeidig und beweglich macht.

Flexibel sein

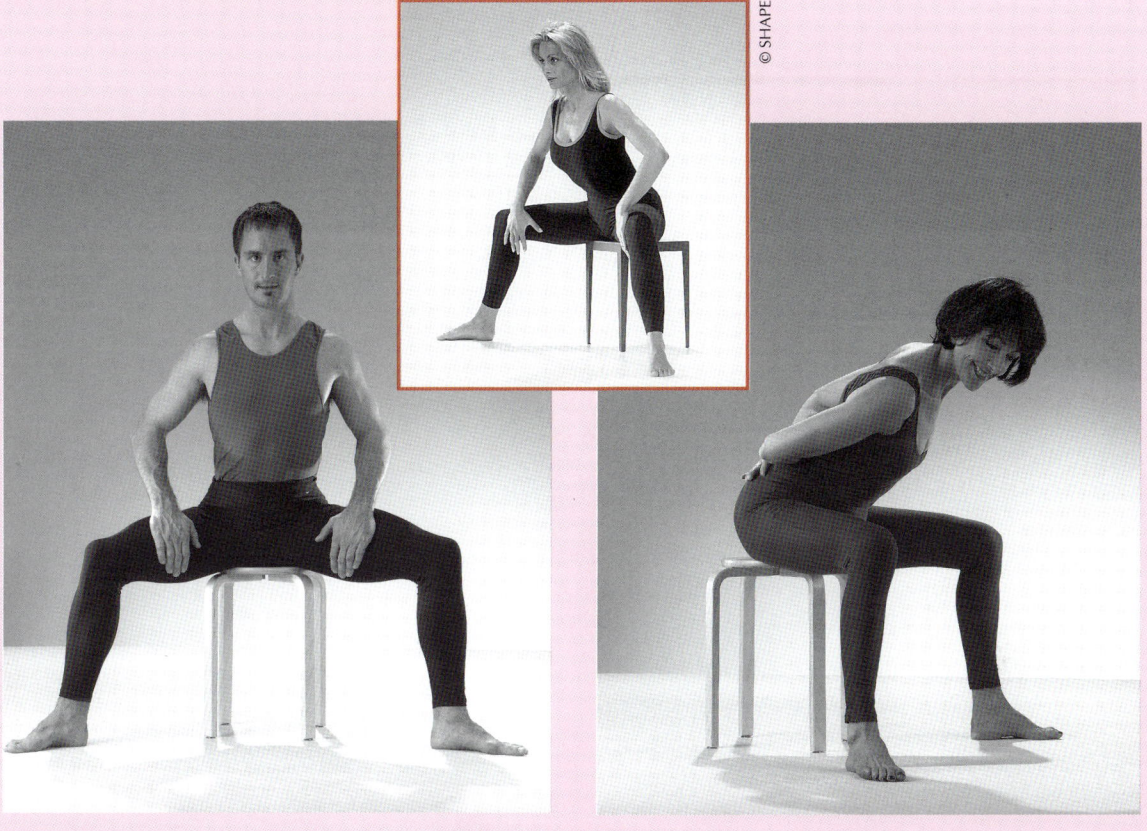

© SHAPE

Schritt 1
Auf einen Stuhl oder auf eine Ecke des Bettes setzen, die Beine möglichst weit gegrätscht. Den Fuß natürlich aufsetzen, also weder nach innen noch nach außen drehen. Das Knie kommt genau über den Mittelfuß zu stehen. Beide Innenschenkel fassen. Leicht Fersenstoßen (Sie erinnern sich: Ferse senkrecht in den Boden stoßen, um den Beckenboden optimal zu aktivieren).

Fassen Sie herzhaft kräftig Ihre Oberschenkel und drehen Sie diese nach außen, während Sie den Oberkörper gleichzeitig mit ganz geradem Rücken nach vorne ziehen. In dieser Steillage 3mal einatmen mit aktivem Beckenboden, ausatmen, Beckenboden lösen. Dabei werden die Hüften weich und »offen«. Der Torso sinkt mit jedem Ausatmen noch ein bißchen nach vorn.
Direkt aus dieser Position Schritt 2 der Übung ausführen.

Schritt 2
Steillage beibehalten. Hände locker auf den Rücken legen. Beckenboden aktivieren. Rücken zwischen den Polen dehnen. Kopf einrunden, wie Sie es aus »Halswirbel ahoi« bereits kennen. Dehnung drei Atemzüge halten, einatmen und gleichzeitig den Beckenboden aktivieren, ausatmen und weich lösen.

Kinn langsam wie eine Drehscheibe erst nach links, dann rechts drehen. Die Wirbelsäule bleibt unter Zugspannung. Mindestens 3mal wiederholen. Auf 12 steigern.

🛟 *SOS!*
Wenn Sie oft unter Verspannungen im Nacken leiden, ist das Ihre Übung, um die tiefsten Schichten der Halsmuskulatur zu trainieren.
Direkt aus dieser Position in die nächste Übung »Kraft für alle Fälle«.

Kraft für alle Fälle

Sie können diese Übung auf der Bettecke sitzend durchführen. Sobald Sie kräftig genug sind, heben Sie den Po von der Unterlage und trainieren frei stehend.

Beine weit gegrätscht, Knie genau über dem Mittelfuß. (Das ist wichtig, um dem ganzen Körper Stabilität zu geben. Außerdem trainiert es die Muskulatur der Beine gleich mit und kräftigt das Muskelbett ums Knie.) Oberkörper bolzengerade nach vorne geneigt. Wirbelsäule zwischen aktivem Beckenboden und bewußt hochgezogenem Kronenpunkt dehnen. Hände entspannt auf den Rücken legen.

Beckenboden aktivieren, die Sitzknochen bewußt und so kraftvoll wie nur möglich zusammenziehen. Die Muskelsensation ausdehnen, über den Anus hinaus zum Steißbein hoch. Das Steißbein gleichzeitig nach unten ziehen, wie einen Mast, den Sie am Boden verankern möchten.

Mit der Kraft aus dem Beckenboden den Oberkörper leicht senken, wieder leicht aufrichten, leicht senken, aufrichten. Sobald die vorderen Oberschenkel übernehmen möchten: aufhören. Für heute ist's genug. Morgen zehn Wiederholungen mehr.

Achtung!
Ganz wichtig bei dieser Übung: Das Becken selbst darf nicht gekippt, nicht hochgezogen werden. Der Rücken soll in seiner optimierten natürlichen Haltung leicht und frei sein. Die Muskeln, die von den Beinen über die Hüften zum Rücken führen, werden durch diese Übung gedehnt.

»Klappdeckel« heißt diese Übung in den CANTIENICA®-Studios. Ein gutes Bild: Der Oberkörper senkt sich, richtet sich wieder auf, angetrieben von einer unsichtbaren Kraft – die Megapower aus dem Beckenboden. Wenn Sie die Übung beherrschen, werden Sie Gewichte automatisch richtig heben – weil Sie gar nicht mehr anders können.

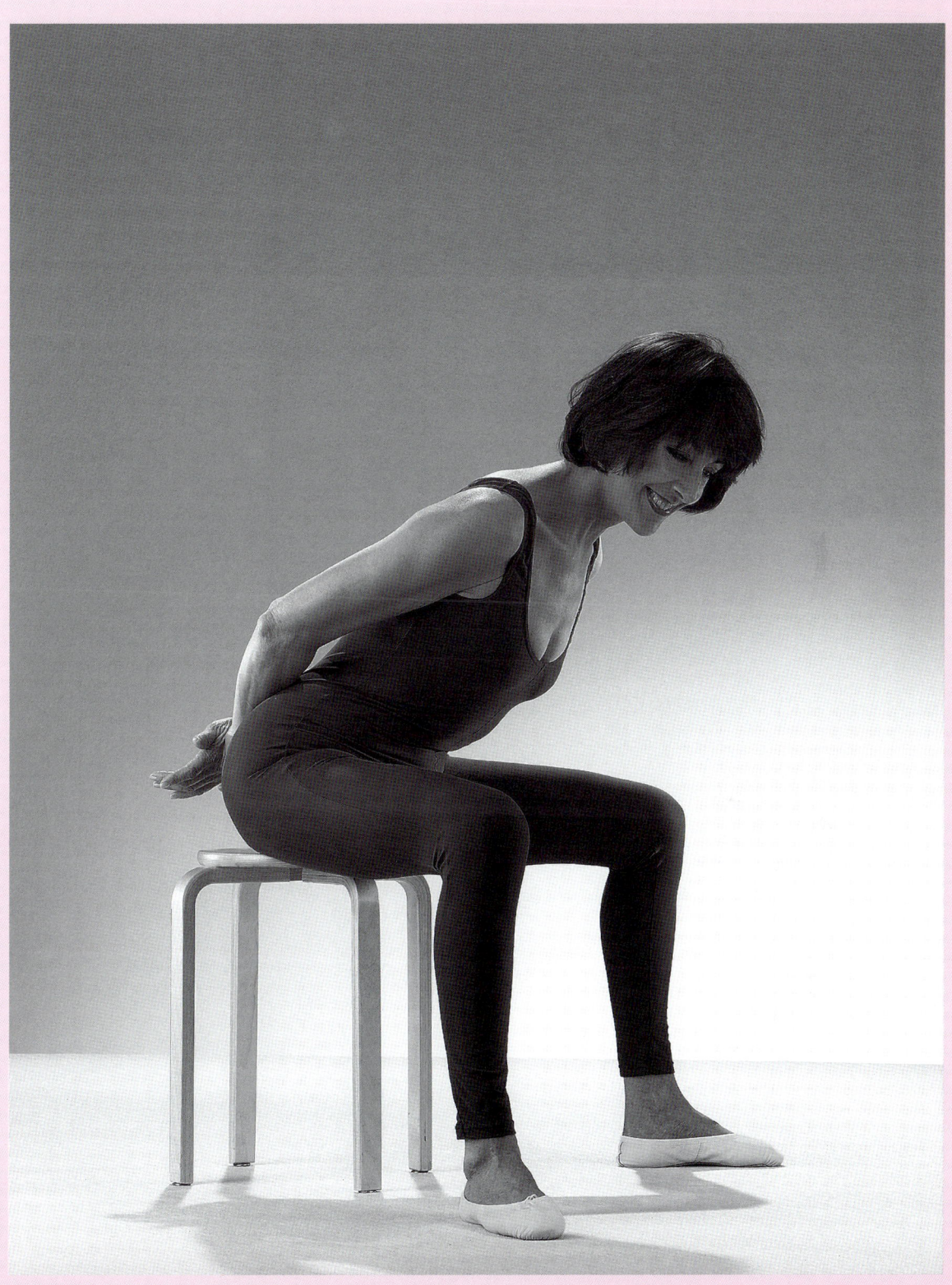

Vernetzen

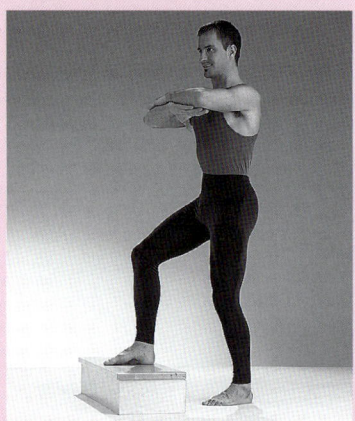

Wenn Sie untrainiert sind, mit dem Ischiasnerv Probleme haben oder »Hexenschuß«: Heben Sie das Bein nicht über Kniehöhe. Liegt das Bett niedrig, ist es ideal als Auflage, ein Fußschemel ist ebenfalls gut geeignet. Ein niedriger Stuhl geht auch. Wichtig, wichtig, wichtig: Was immer Sie nehmen, es muß stabil sein und darf nicht wegrollen!

Variante 1

Vor der Auflage stehen. Füße sind hüftweit auseinander. Großzehengrundgelenk und Außenseite der Ferse an der Sohle belasten. Beckenboden aktivieren, er hält das Gewicht des Oberkörpers, so daß beide Beine automatisch gleichmäßig belastet werden (oder entlastet, das ist Ansichtssache). Knie sind entspannt. Jetzt den linken Fuß auf die Unterlage legen. Fassen Sie seitlich über das Gesäß den Sitzknochen des aufgelegten Beines und ziehen Sie ihn nach hinten. Das ergibt eine angenehme Dehnung in der Kniesehne und richtet den unteren Rücken von selbst auf. Fuß flex ausrichten, Arme locker auf den Rücken legen, Beckenboden noch mehr aktivieren, Oberkörper gerade vorbeugen, achten Sie darauf, daß die Halswirbelsäule der Linie folgt. Dehnung 20, 30 Sekunden halten. Seite wechseln.

Tip!

Steigerung und Modifikation, falls es Ihnen schwerfällt, die Dehnung zu halten: Oberkörper aus der Brustwirbelsäule zum aufgelegten Bein drehen. Steigerung: Den Kopf wie eine Scheibe zur Gegenseite drehen. So »verschraubt« kann Ihr Rücken während der Dehnung nicht kollabieren.

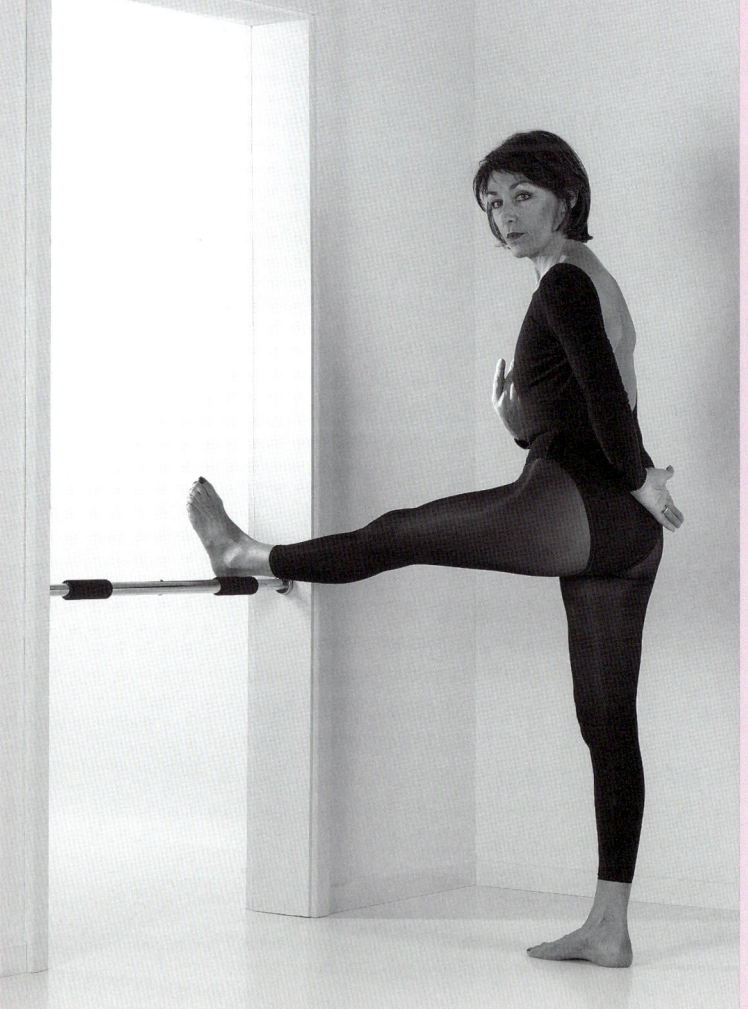

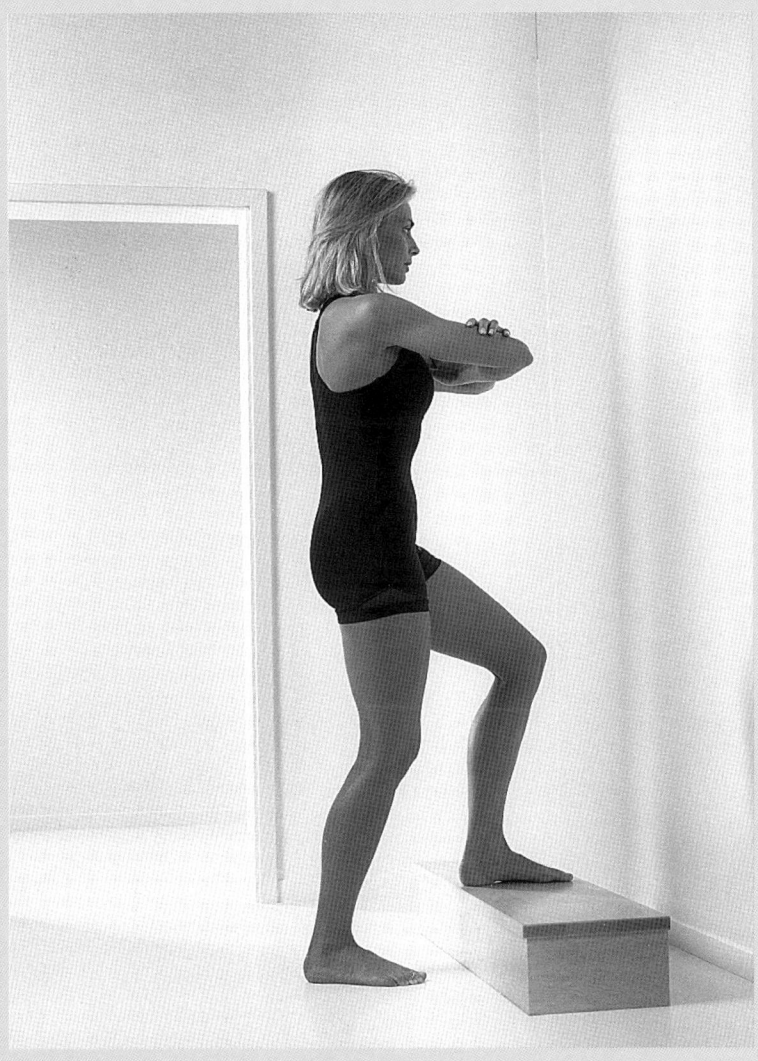

© SHAPE

Variante 2
Den Fuß auf eine Stufe oder einen Schemel setzen. Großzehengelenk und Ferse machen soliden Kontakt. Arme vor dem Oberkörper in Schulterhöhe anwinkeln. Armkugeln nach außen-unten entspannen.

Das Standbein ist entspannt. Beckenboden voll aktivieren und aus dem Beckenboden die linke Ferse in die Unterlage stoßen (Fuß bleibt liegen, Zehen sind entspannt). Mit der Muskelkraft arbeiten, die der Beckenboden am hinteren Oberschenkel, an der Basis des Gesäßes und über den Hüften auslöst.

Tip!
Pulsieren: Stellen Sie sich vor, Sie steigen einseitig eine Treppe hoch. Ferse in die Unterlage stoßen, leicht lösen, wieder stoßen. Mindestens 20mal, ohne Grenze nach oben. Die Übung lehrt Ihren Körper, das Gewicht zu verlagern. Der Beckenboden trägt es fortan, nicht mehr der Rücken!

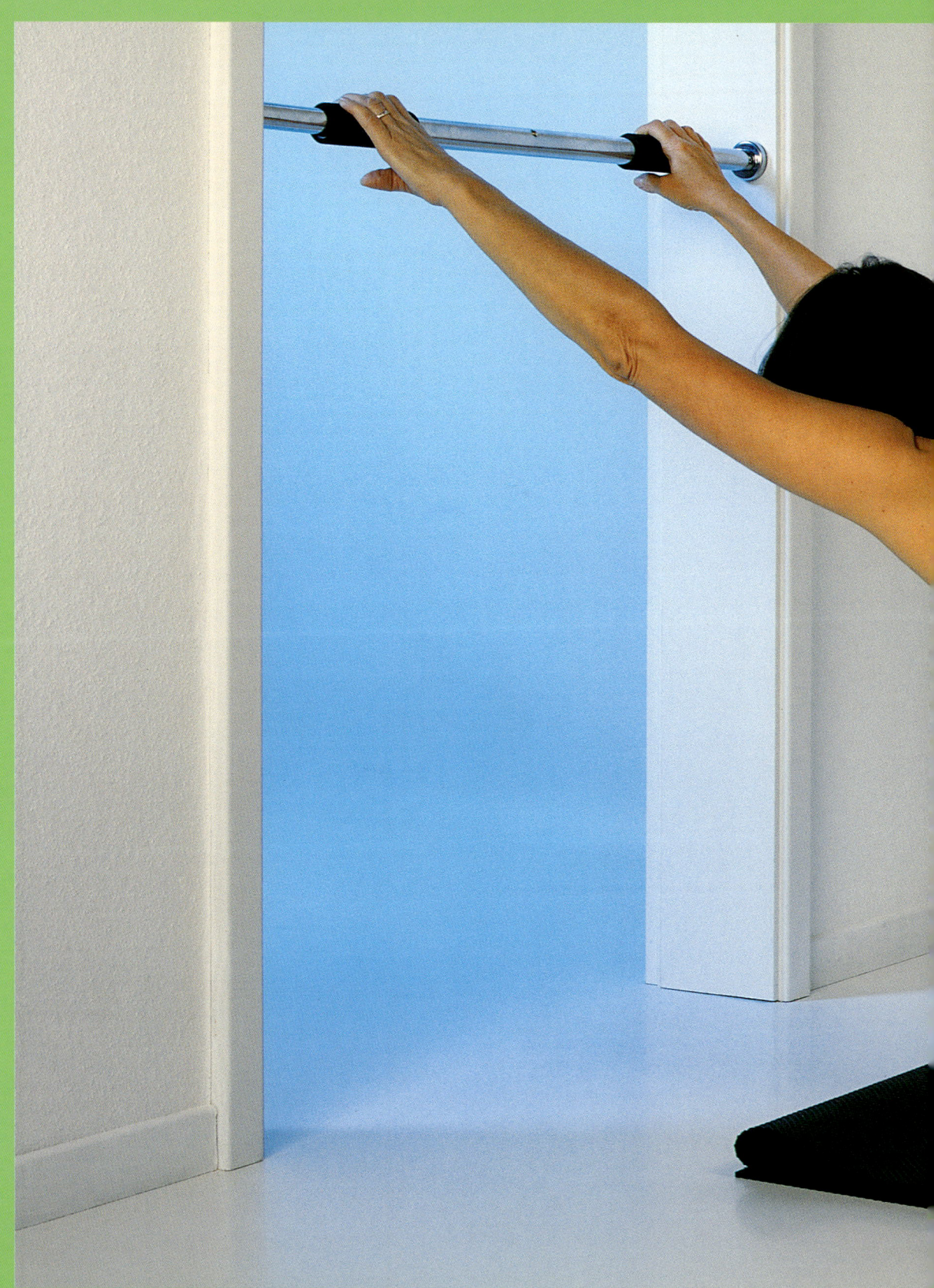

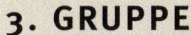

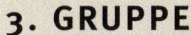**3. GRUPPE**

Den Rücken entlasten

Davon kann Ihr Rücken nie genug kriegen, und schon gar nicht zuviel: Länge. Dehnung bedeutet Entspannung. Und so ganz nebenbei verbessern die Übungen der folgenden Gruppe die Haltung, lassen Sie augenblicklich schlanker, ranker und größer erscheinen.

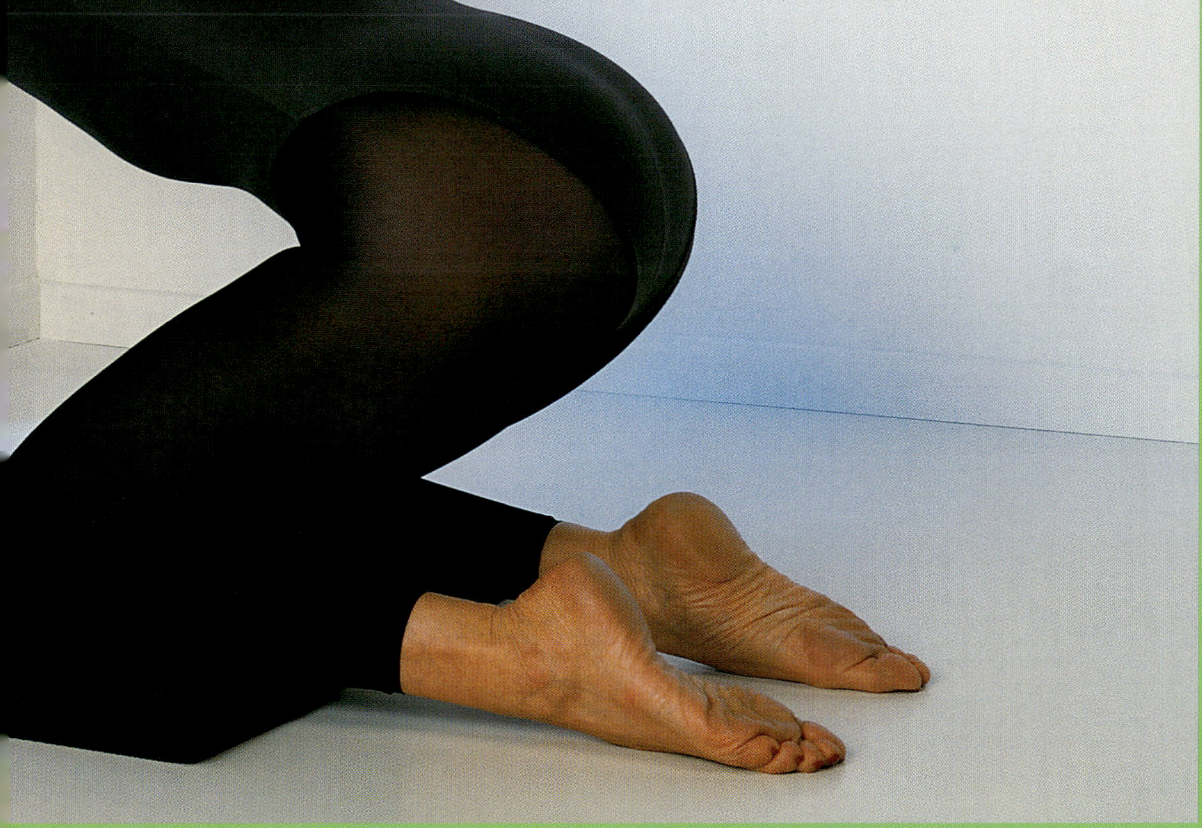

Federleicht

Haben Sie eine Treppe zu Hause, mit einem Absatz, der groß genug ist, darauf schneidermäßig zu sitzen, und mit einem stabilen Geländer, das Ihr Gewicht aushält? Ideal ist eine Galerie mit Metallgeländer. Auch ein stabiles Balkongeländer funktioniert – wenn die Temperaturen gemütlich sind. Eine Sprossenwand ist perfekt, vorausgesetzt, sie ist professionell befestigt. Steht Ihnen das alles nicht zur Verfügung: In guten Sportgeschäften gibt es für wenig Geld Türrecks zu kaufen: Stangen, die in Türöffnungen geschraubt werden können. Für Altbauten mit knarrigen Holztüren nicht zu empfehlen. Türrahmen aus Metall sind am stabilsten. Ich helfe mir in Hotels mit stabilen Fensterrahmen oder sehr schweren Bettgestellen aus. Definitiv ungeeignet sind Waschbecken im Badezimmer, Badetuchhalter, freistehende Radiatoren, leichtgewichtige Stühle, Fernseher, Baumäste und dergleichen.

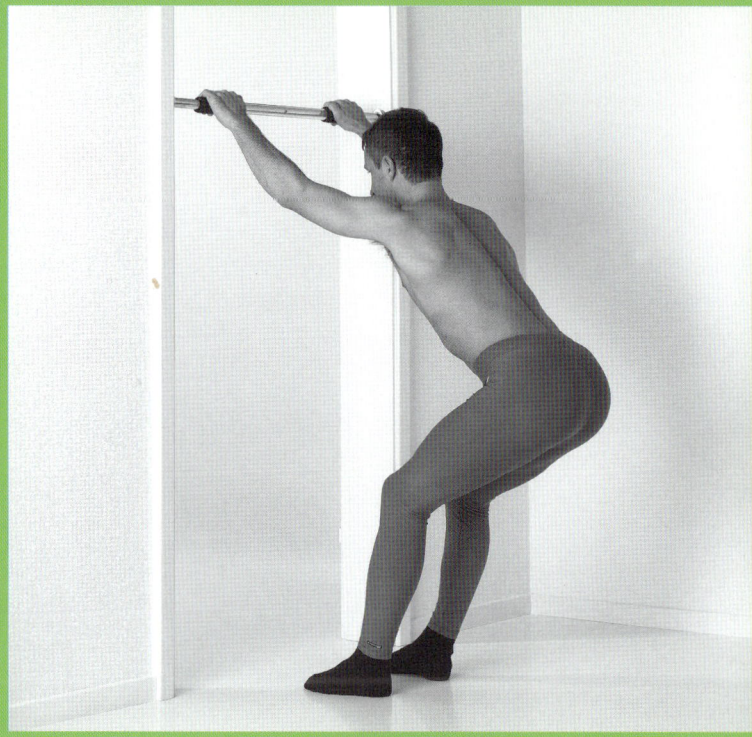

Locker vor der Stange stehen, die Stange fassen und zurücklehnen, bis die Arme gestreckt sind. Die Knie sind bequem gebeugt, der Rücken muß nach hinten abfallen, ob leicht oder stark, ist Ihrem Wohlfühlen überlassen. Wichtig ist, daß der Kopf höher ist als das Gesäß.

Fuß, Knie, Hüfte bilden eine Linie. Entspannen. Leicht ins Hohlkreuz (doch, Hohlkreuz). Beckenboden aktivieren. Den unteren Rücken nach unten verlängern, den oberen Teil des Rückens in den Kronenpunkt nach oben »ziehen«. Sie wissen aus der Übung »Zur Größe finden«, wie sich das anfühlt. Mindestens 5 mal wiederholen. Keine Grenze nach oben.

 SOS!
Das ist auch ein wunderbarer Notfallstretch.
Achten Sie unbedingt darauf: Das Becken nicht nach vorne runden, nicht kippen, nicht »einziehen«! Wer am Flachrücken leidet, darf ruhig das Gefühl haben, der Rücken sei die ganze Zeit leicht »hohl«.

Zum Entspannen: Den Rücken weit nach hinten dehnen. In der Vorstellung die Sitzknochen nach hinten-oben ziehen.

Beckenboden die ganze Zeit aktiviert halten, das begrenzt und optimiert die Bewegung natürlich.

Wenn Sie die optimale Position haben, fühlt sich der Rücken schwerelos an. Achten Sie auf den Nacken: Er wächst lang und schmal in der Verlängerung der Brustwirbelsäule. Fühlt er sich kurz, breit, gedrungen und verspannt an: Armkugel nach außen-unten setzen und den Kronenpunkt nach vorne ziehen. Die Schildkröte läßt grüßen.

Die Position für die nächste Übung halten.

Beinstark

Sie »hängen« in den Armen an der Stange, der Rücken fällt nach hinten ab, das Gesäß liegt viel tiefer als der Kopf. Knie gebeugt, Beckenboden in Aktion, Armkugeln entspannt, Nacken lang, gerade, entspannt gedehnt.

Jetzt ziehen Sie mit dem linken Sitzhöcker das linke Kreuzbeingelenk gerade nach hinten-unten, bis das linke Bein gestreckt ist (Zehen entspannen, Fuß bleibt am Boden). Einen Atemzug lang halten. Linke Seite entspannen, rechte Seite in gleicher Weise dehnen.

Tip!
Die Hüften bleiben möglichst parallel, also nicht aus der Hüfte ausweichen. Wenn Sie horizontal verlaufende Narben am Rücken haben, leiten die Nerven unter Umständen die Daten nicht ganz korrekt in Ihr Gehirn. Lassen Sie sich von jemandem unterstützen, der Ihre Hüften führt und schaut, daß Sie nicht ausweichen.

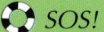 *SOS!*
Gefällt Ihnen die Dehnung? Gut, es ist Ihre Notfalldehnung!

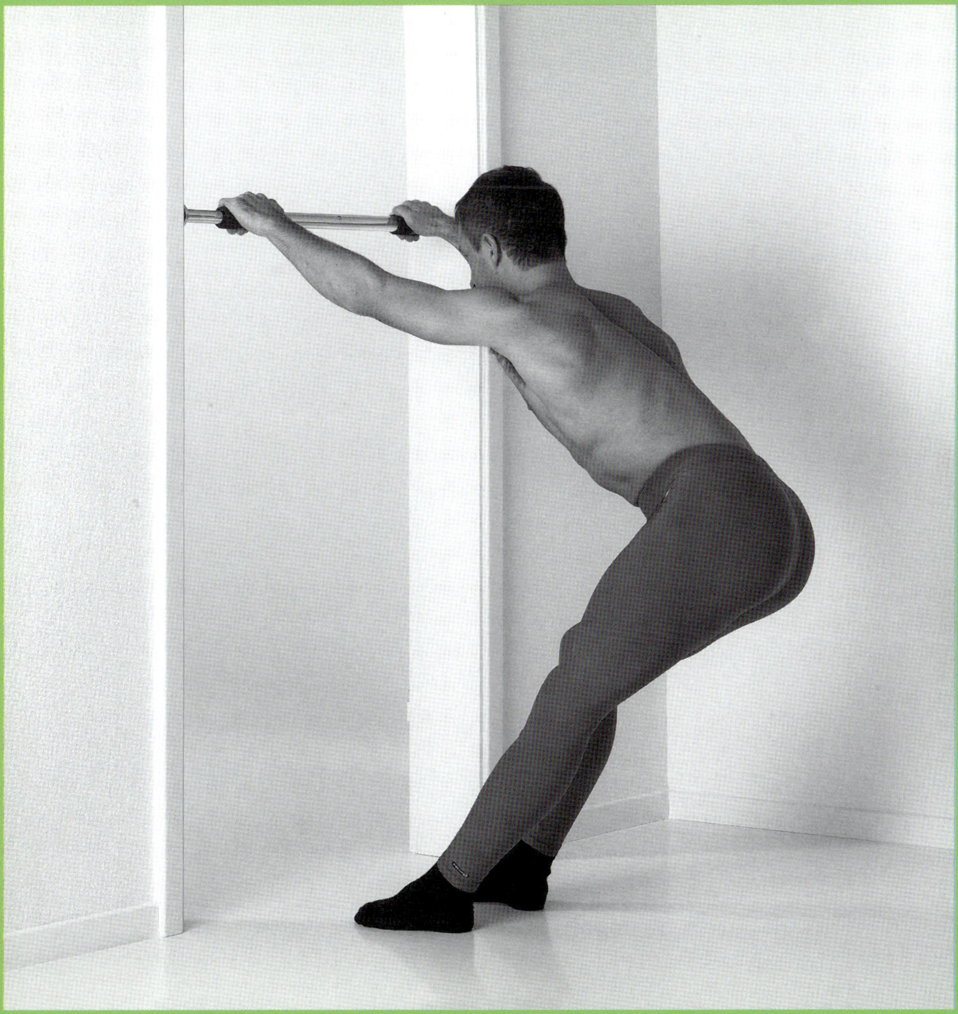

Kreuzfrei

Schneidersitz vor der Stange, auf Armdistanz (die schmale Seite eines stabilen, schweren Tisches geht auch). Festhalten. Beckenboden aktivieren. Sitzknochen nach hinten ziehen, so stark es geht. Gleichzeitig den Kronenpunkt nach vorne ausrichten, der Hals ist lang, schmal, leicht, entspannt.

Tip!
Mit dem Atem Verspannungen im Rücken aufspüren und auflösen. Die Armkugeln sind locker außen-unten plaziert und entlasten die Schultern. Die Schulterblätter liegen flach an. Der untere Rücken fühlt sich leicht und lang an. Nur der Beckenboden verrichtet zusammen mit den Hüftmuskeln und der Basis des Gesäßes und den Kniesehnen wunderbare Schwerarbeit. Auch hier können Sie sich leicht helfen lassen: Jemand soll die Finger von hinten unter Ihre Sitzknochen schieben und das Gesäß auf der flachen Hand nach hinten »ziehen«.

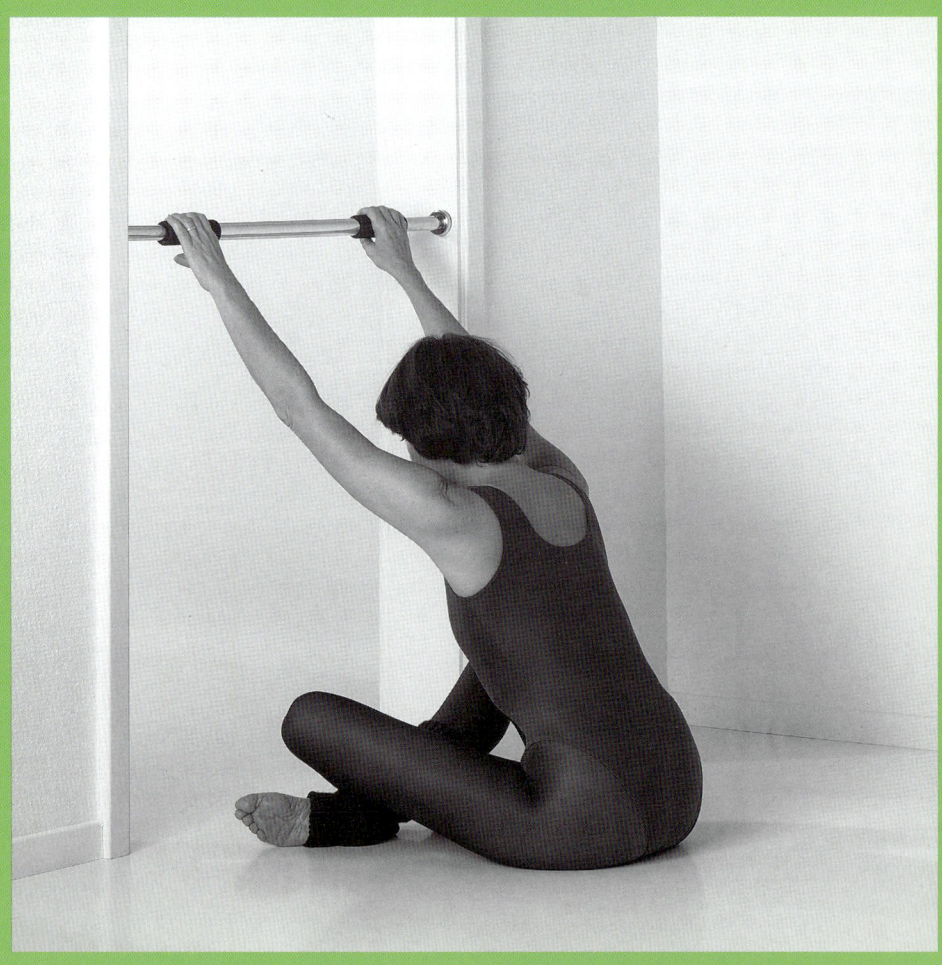

Kreuzweise

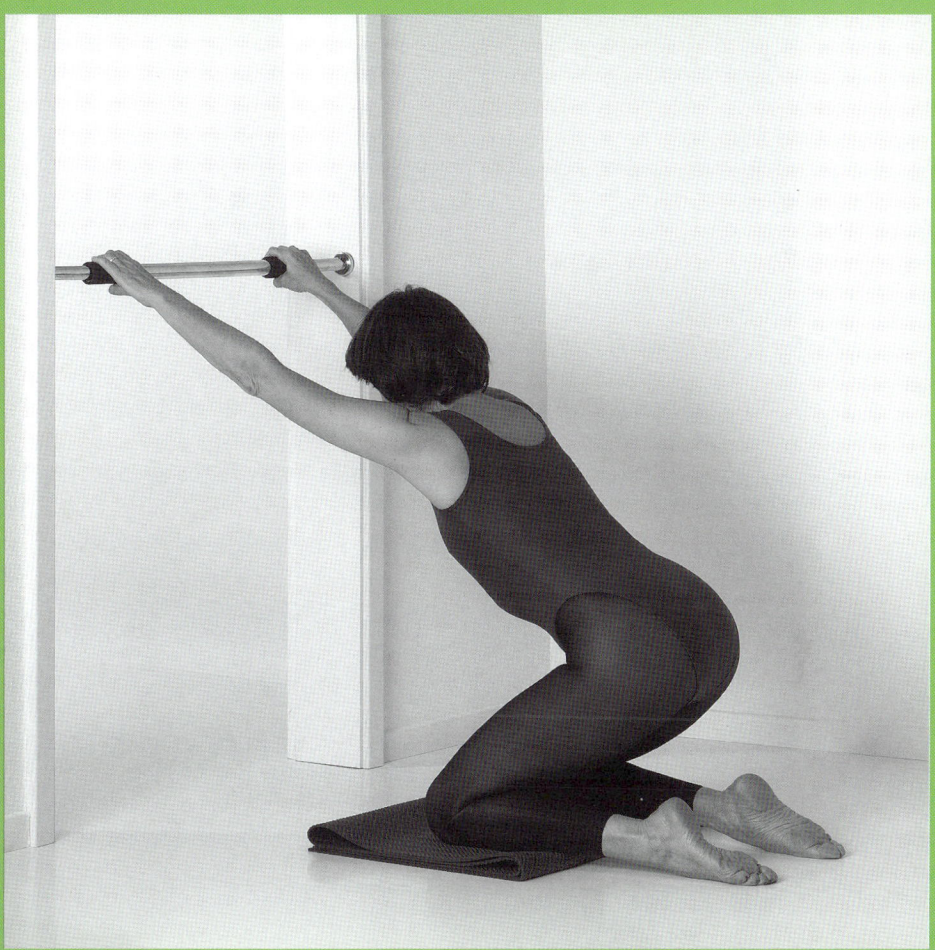

Vor der Stange knien und in die Arme hängen. Fersenbeine aufgerichtet. Beckenboden aktivieren. Sitzknochen nach hinten ziehen, bis Sie eine intensive Dehnung an der Rückseite der Oberschenkel, über die Hüften und den unteren Rücken hinauf spüren. Dehnung aus der Taille nach oben zum Kronenpunkt fortsetzen.

Tip!
Mit dieser Dehnung können Sie »spielen«, so lange und so häufig Sie dies möchten. Geben Sie sich mit der erstbesten Dehnung nicht zufrieden. Erkunden Sie Ihren Rücken, nehmen Sie wahr, was sich da tut. Und ich verspreche Ihnen: Sie können den Rücken immer noch länger machen, immer noch mehr entspannen, auch wenn Sie diesen Superstretch schon tausendmal gemacht haben.

Beckengut

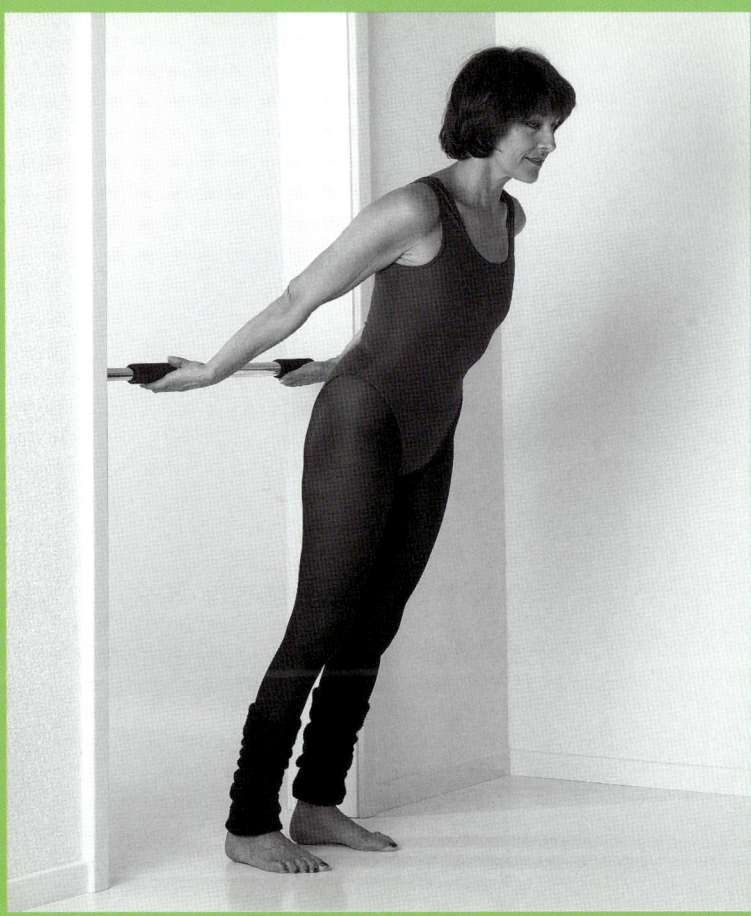

Genau einen Fuß vor dem Türrahmen stehen. Arme nach hinten ausstrecken, entweder den
Türrahmen oder das Türreck
fassen (oder das Treppen-
geländer). Füße hüftweit auseinander, Grundgelenk der
Großzehe und Außenseite der
Ferse (an der Sohle) gut verankert. Knie sind entspannt.
Beckenboden aktivieren,
Kronenpunkt aktivieren, den
ganzen Körper nach vorne
fallen lassen.

Beckenboden lösen, leicht ins
Hohlkreuz. Beckenboden
wieder aktivieren, den unteren
Rücken nach unten fließen
lassen, den Kronenpunkt nach
vorne verlängern. Wenn der
Rücken optimal gedehnt ist, das
Becken aus dieser Länge leicht
zum Nabel hochrollen. Die
Bewegung ist winzig und hat
einzig den Zweck, das Becken
am unteren Ende der Wirbelsäule optimal aufzurichten,
damit es auch als Becken für
die Organe dienen kann.

Wiederholen, sooft Sie möchten. Je öfter und häufiger, desto
besser. Halten Sie die könig-
liche Aufrichtung bei, wenn Sie
sich vom Türrahmen oder der
Stange lösen.

Tip!
*Wenn Sie während des Tages
oder auf Reisen das Gefühl
haben, wieder eingeschrumpft
und zusammengestaucht zu
sein: »Beckengut« können Sie
überall, wo's Türrahmen gibt,
schnell und diskret machen. Sie
fühlen sich sofort erquickt und
leicht.*

Rückenlang

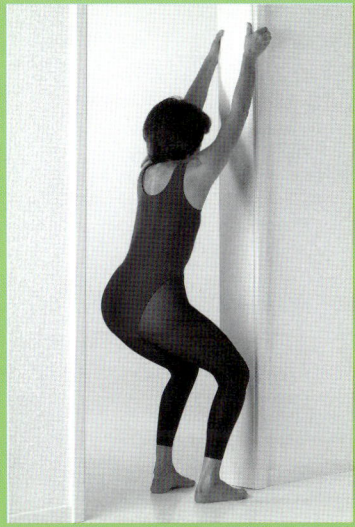

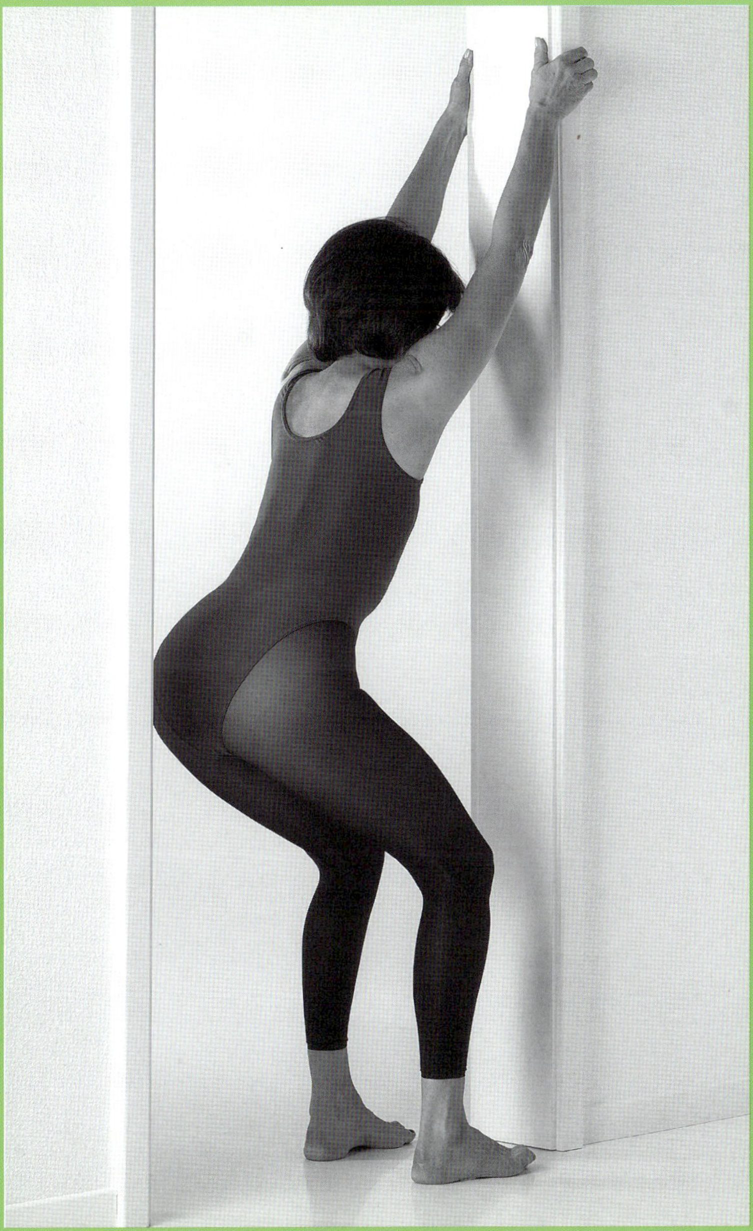

So in den Türrahmen stellen,
daß Sie die Schmalseite fassen
können. Füße hüftweit auseinander. Ellbogen sind leicht
gebeugt. Setzen Sie die Schultern anatomisch gut, indem Sie
versuchen, die Ellbogen aus-
einanderzuziehen, gleichzeitig
den linken nach links, den
rechten nach rechts. Bis Sie den
Kraftpunkt zwischen den
Schulterblättern klar spüren.

Beckenboden aktivieren.
Spannung in den Armen halten,
Rücken nach hinten-unten
dehnen. Beckenboden lösen,
leicht ins Hohlkreuz, das Kreuz
nach unten fließen lassen,
Beckenboden aktivieren, Steißbein noch mehr »verlängern«.
Lösen, wieder ins Hohlkreuz.
Nach Lust und Laune wiederholen.

☻ SOS!
Ideale Notfallübung für
unterwegs.

Aufrichtefest

Je nach Körperlänge mit 30 oder mehr cm Distanz vor einer glatten Wand stehen. Füße hüftweit ausgerichtet. Gesäß an die Wand lehnen. Arme auf Schulterhöhe vor dem Körper verschränken. Beckenboden aktivieren, Wirbel um Wirbel sanft an die Wand bringen, indem Sie durch den Zug aus dem Kronenpunkt Raum zwischen den Wirbeln schaffen, genauso, wie Sie es bereits in Rückenlage gewohnt sind.

Den Kopf nicht nach hinten sinken lassen, sondern auf den Halswirbeln leicht thronen lassen.

Tip!

Wenn Sie wenig Kraft in den Beinen haben, halten Sie diese Position einfach, solange es geht. Morgen ein paar Sekunden länger. Übermorgen haben Sie die Kraft für den zweiten Teil der Übung. Achtung beim Aufrichten: Oberkörper vorbeugen, Beckenboden voll aktivieren und mit dieser Kraft von der Wand wegkommen. Kronenpunkt sofort und zügig nach oben ziehen. Fehlt Ihnen die Kraft noch: Hände an die Wand legen, abstoßen und den Rücken sofort aufrichten und dehnen.

Schieben Sie die rechte Seite des Rückens die Wand entlang nach unten, spannen Sie den Beckenboden an, und formen Sie mit der rechten Hüfte einen

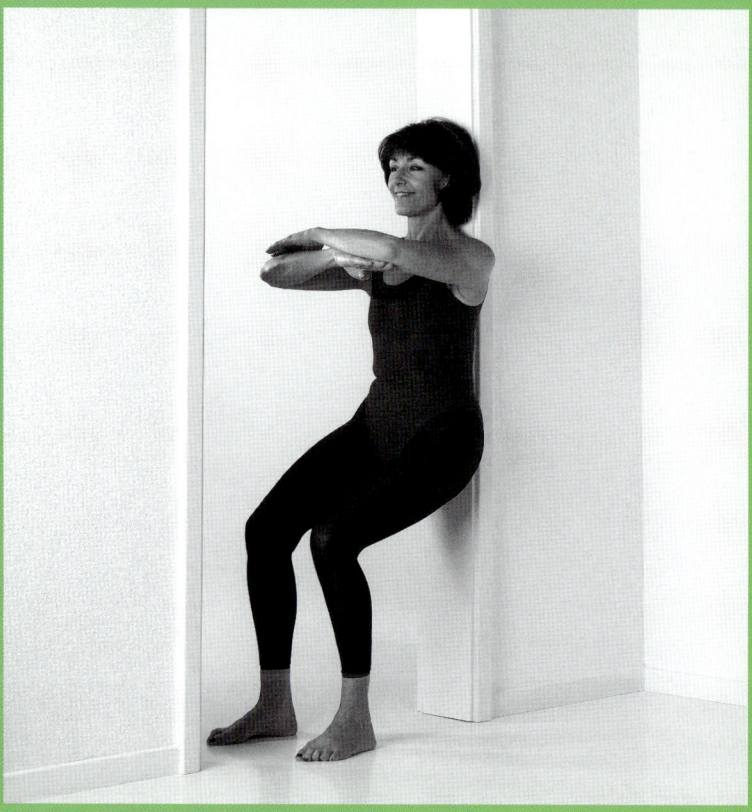

winzig kleinen Kreis, ohne das Kreuz oder das Gesäß von der Wand zu nehmen. Das gleiche links: Beckenhälfte nach unten verlängern, Beckenboden voll aktivieren und einen kleinen Kreis nach vorne. Wieder rechts, wieder links. Sobald Sie mit der Bewegung vertraut sind, fühlt es sich an wie rückwärts radfahren. Behutsam aufrichten.

Tip!

Wenn die anatomisch richtigen Beckenkreise auf einer Seite besser und leichter gelingen als auf der anderen: Das ist ganz normal. Eine Körperseite ist im-

mer die geschicktere. Fangen Sie auf der besseren Seite an, und ermutigen Sie die weniger geschmeidige, doch von der »guten« Seite zu lernen. So hat meine skoliotisch verkürzte rechte Seite von der linken gelernt, wie's geht. (Zu Ihrem Trost: Es dauerte Monate, bis ich richtig schön gleichmäßige dreidimensionale Achter hinkriegte. Nicht entmutigen lassen, dranbleiben, es lohnt sich. Die Übung bereitet den koordinierten Gang vor.)

Senkrechtstart

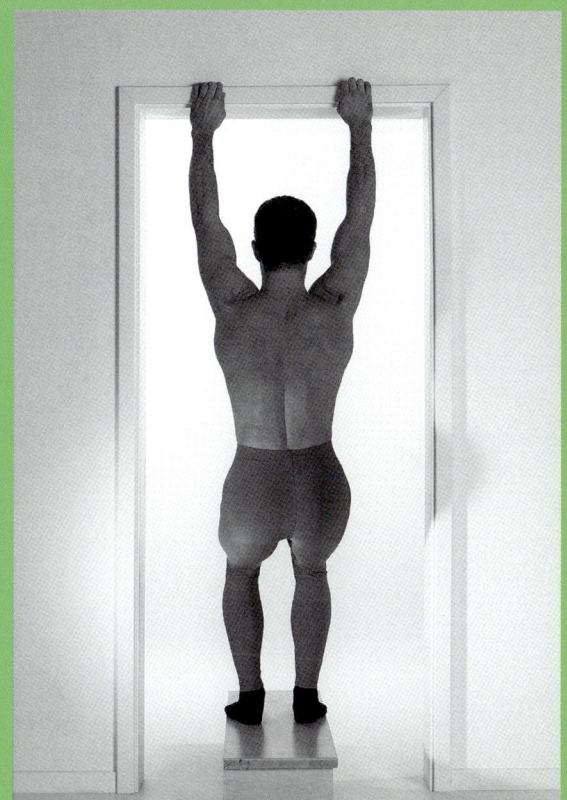

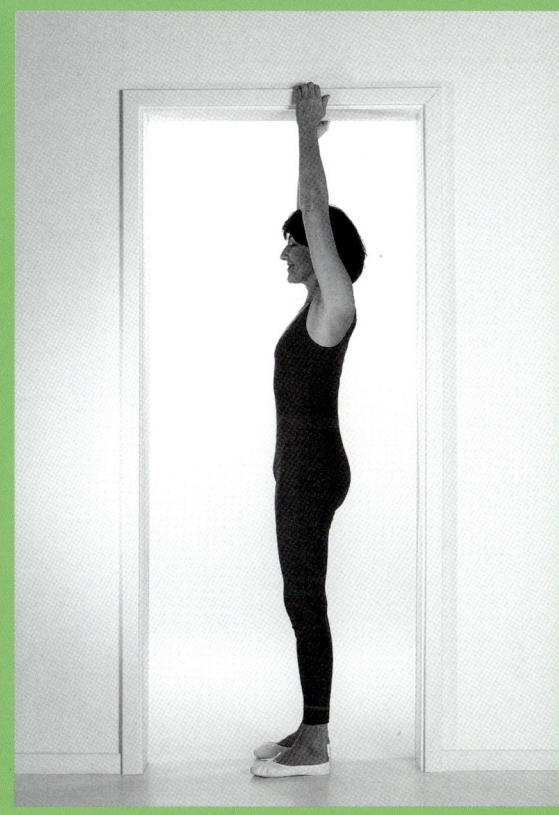

Ein normal hoher Türrahmen eignet sich für diese Übung. Wichtig ist, daß Sie die Fingerspitzen oben an den Türrahmen legen und sich leicht festhalten können, wie Sie es auf dem Bild sehen.

Sie stehen in der offenen Tür, Füße hüftweit auseinander, gut geerdet mit Großzehengrundgelenk und Außenseite der Fersensohle. Chantal macht die Übungen gestreckt, Remo geht in die Knie. Bei beiden ist der Rücken »entspannt gedehnt«.

Leicht ins Hohlkreuz. Beckenboden aktivieren. Den unteren Rücken nach unten fließen lassen, den oberen Rücken in den Kronenpunkt »schicken«. Wenn Sie nicht mehr länger werden können, das Becken in großem Bogen leicht zum Nabel rollen. Entspannen. Alle Schritte wiederholen, so oft, bis sie gespeichert sind. Dann brauchen Sie nur noch ein bis drei Wiederholungen, um die Haltung zu optimieren.

 SOS!
Wann immer Sie ins alte Muster gefallen sind: Diese Übung holt Sie wieder heraus. »Senkrechtstart« ist als Notfalldehnung geeignet.

Gernegroß

Matte falten. Auf Armdistanz vor der Stange (dem Türreck) knien. Wenn Sie Knieprobleme haben: Kurz auf die Fersen setzen und das Gewicht des Oberkörpers bewußt von den Knien nehmen und auf die Beine verteilen.

Das rechte Bein aufstellen, im rechten Winkel. Auch das linke Bein bildet einen perfekten rechten Winkel. Den rechten Fuß sorgfältig ausrichten – Großzehengrundgelenk, Außenseite Ferse belasten.

Beckenboden aktivieren, Kronenpunkt ausrichten, bis sich die Wirbelsäule gedehnt anfühlt. Jetzt auf der linken Seite das Becken aus der Länge leicht zum Nabel rollen. Es ändert sich nichts an der Position, »nur« der Zug in der linken Leiste und die Dehnung im linken Oberschenkel wird intensiv. Gut so.

Die rechte Ferse senkrecht in den Boden stoßen, lösen, stoßen, lösen. Der Fuß bleibt derweil auf dem Boden, es geht um den Krafttransfer aus dem Beckenboden in die Beine, in den unteren Rücken, in den Bauch. Mindestens 7mal, auf 25 solcher Impulse steigern. Der Körper wird das Muster künftig beim Treppensteigen, Gehen, Laufen übernehmen. Entspannen, Seite wechseln.

Position beibehalten für die nächste Übung.

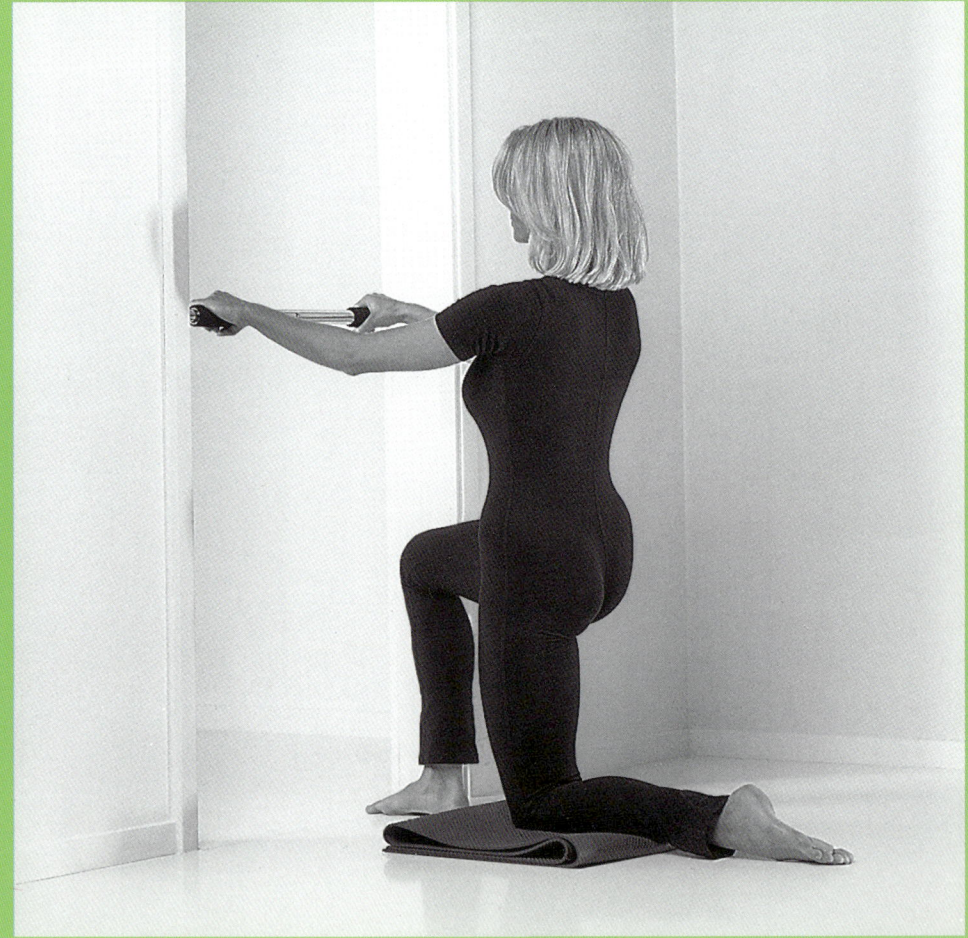

Doppeltwist

Beckenboden aktivieren, Kronenpunkt »ausziehen«, zur Decke wachsen lassen. Schultern und Armkugeln nach außen-unten entspannen.

Arme auf Schulterhöhe anwinkeln; Hände ausdrehen, indem der Daumen nach unten dreht. Die Ellbogen auseinanderziehen, bis sich der Brustkasten öffnet und Sie im Rücken den Kraftpunkt spüren. Nun den Oberkörper aus den Brustwir-

beln zum aufgestellten Bein drehen, das Kinn wie eine Scheibe zur anderen Schulter »verschrauben«.

Tip!
Reichen Kraft und Gleichgewicht noch, um die Ferse in den Boden zu stoßen? Bravo. Wenn nicht: Erzwingen Sie nichts. Seien Sie stolz auf das, was Sie heute erreicht haben, versuchen Sie es beim nächsten Mal wieder.

Wer Schwierigkeiten mit dem Gleichgewicht hat, macht die Übung »Gernegroß«, bis das Vertrauen und die Kraft groß genug sind für »Doppeltwist«. Sie werden staunen, wie schnell das geht!

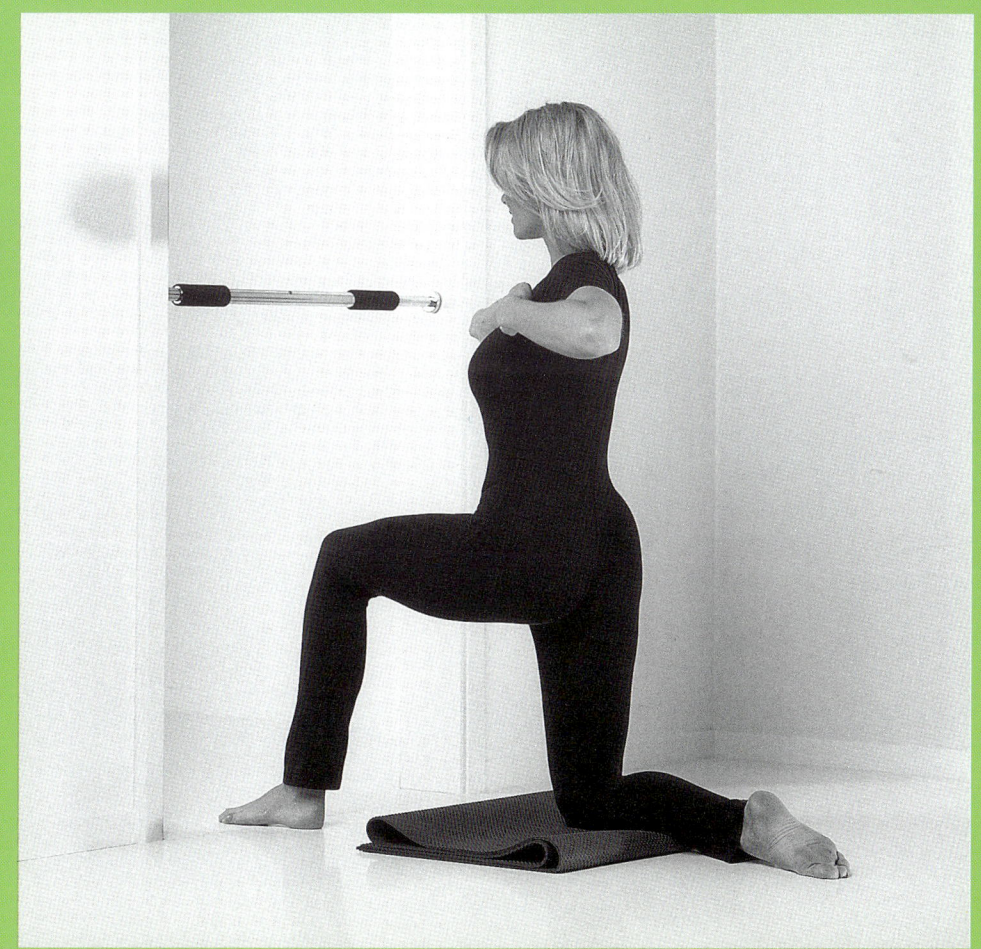

© SHAPE

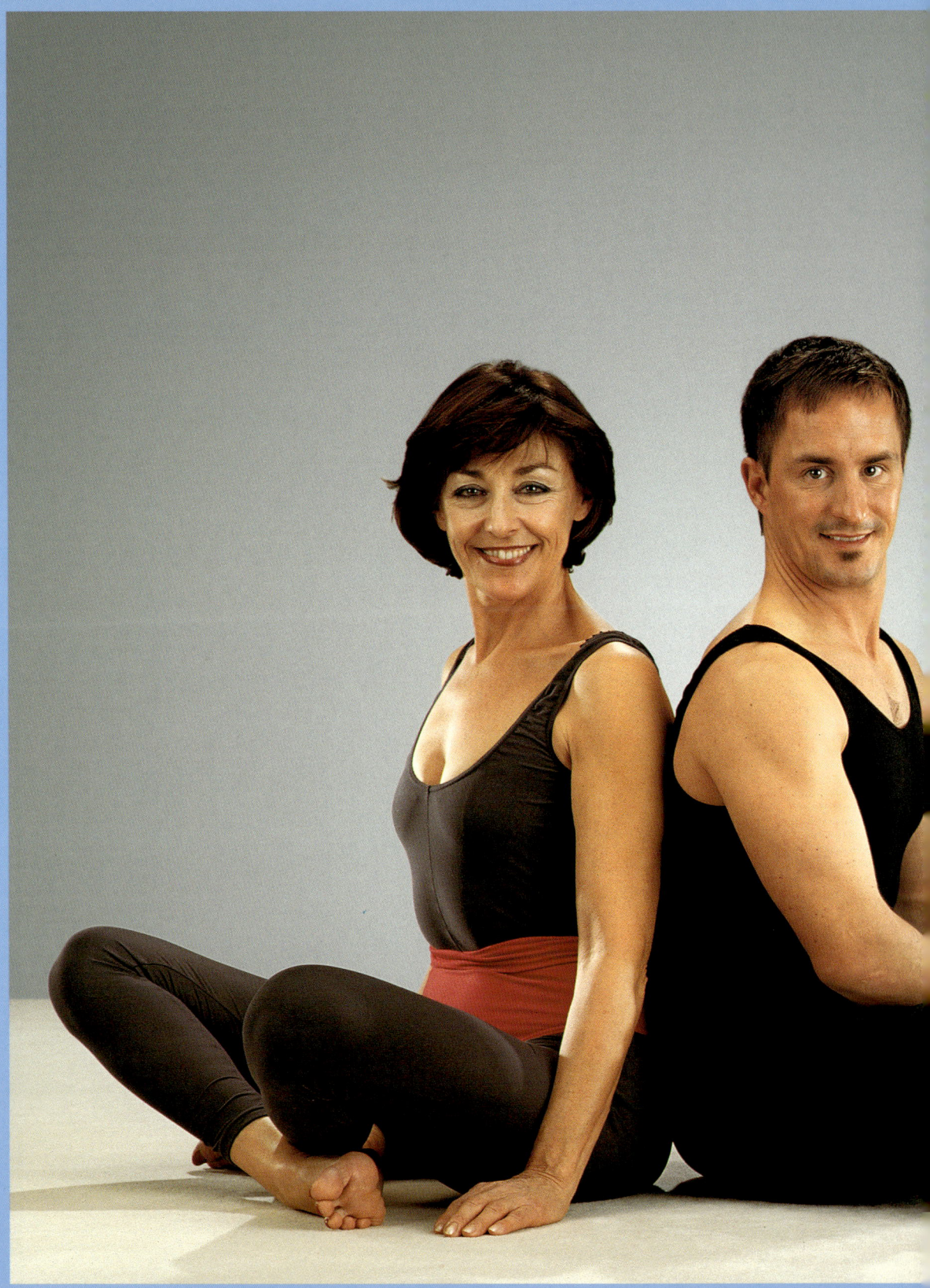

Die Wirbelsäule geschmeidig machen

Gemeinsam macht's einfach mehr Spaß:

Die folgenden Übungen können (können,

nicht müssen) Sie im Doppel machen.

Das gibt auch der Wahrnehmung einen Kick.

Der eigenen und der gegenseitigen.

Liebevolle Führung stärkt jedes Rückgrat.

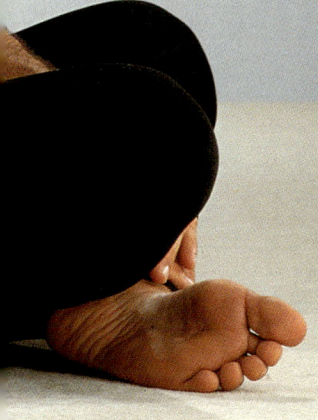

Gleichsam

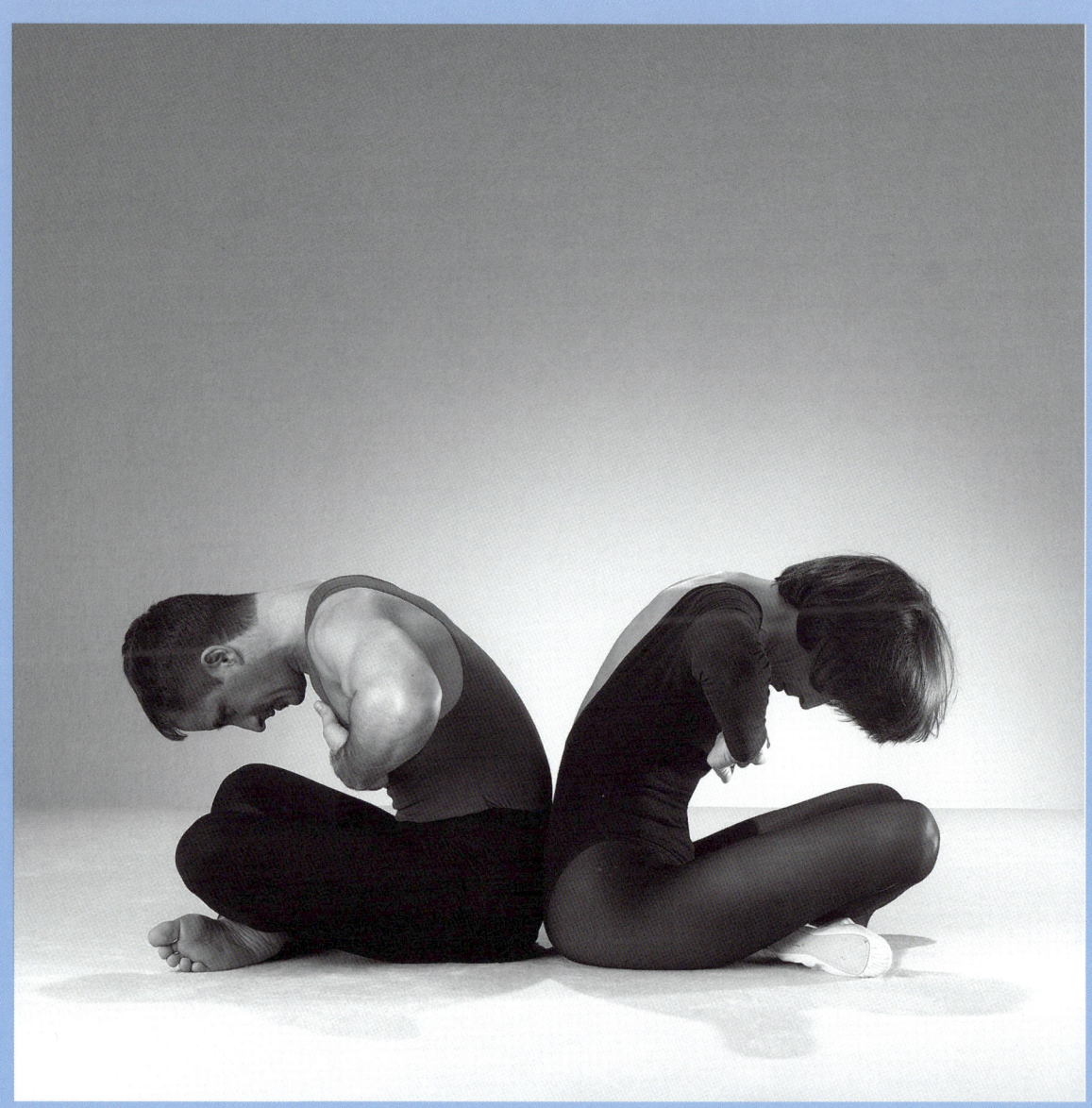

Rücken an Rücken sitzen; das Gesäß richtig aneinanderdrücken. Die Beine liegen im Schneidersitz oder sind vor dem Körper angewinkelt (die schwierigere Version). Wenn Sie mit dem Schneidersitz Mühe haben: legen Sie Kissen unter die Knie und betten Sie die Füße auf eine weiche Unterlage. Hände vor dem Körper in Brusthöhe verschränken.

Beckenboden aktivieren, Kronenpunkt ausrichten, in einem großen, geschwungenen Bogen und geschmeidig wie eine frühlingsjunge Weide nach vorne einrunden (Bild links). Beckenboden kurz entspannen, wieder aktivieren und aus dem Beckenboden gemeinsam mit Ihrem Rückenpartner Wirbel und Wirbel aufrichten, indem Sie sich am Kronenpunkt hochziehen. Wieder einrunden, gemeinsam aufrollen. Spätestens beim dritten Versuch sprechen die Körper miteinander und einigen sich auf den gemeinsamen Rhythmus. Ideal ist Abrunden und Aufrollen im Fünf-Sekunden-Takt (Bild unten).

Am Rücken sollten Sie alle Wirbel lang, leicht, gedehnt aneinanderbringen. Die obersten Halswirbel sollen noch einen kleinen Abstand haben, so einen Fingerbreit, die Köpfe nicht zusammenstecken, sondern einfach nach oben ausrichten.

Tip!
Wenn die Außenkanten der Füße schmerzen: Ganz schnell Muskeln entwickeln, indem Sie die Füße auf der Kante aufstellen und nicht nach außen klappen. Funktioniert, ausprobieren!

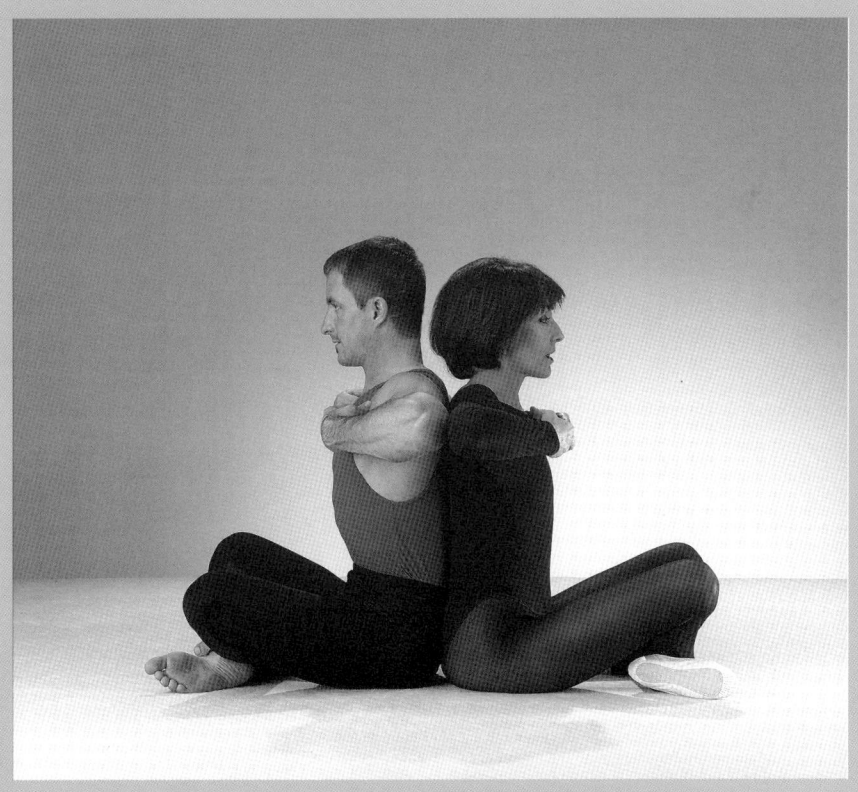

Langsam

Schritt 1
Vierfüßlerstand. Knie genau unter den Hüften, Füße hüftweit auseinander. Arme leicht ange-winkelt, die Hände exakt unter den Schultern. Die Hände leicht nach innen gedreht und leicht gewölbt, als hielten Sie einen Schmetterling darin. Ellbogen auseinanderziehen, um die Schultern und die Armkugeln nach außen-unten zu entspan-nen.

Das Kreuz ist entspannt. Ent-spannen Sie auch die Rippen ganz zart nach oben zum Stamm. Jetzt den Beckenboden aktivieren und das Steißbein *gleichzeitig* gerade nach hinten verlängern, den Kronenpunkt gerade nach vorne ziehen. Entspannen. Wiederholen, bis Ihnen das Gefühl des Lang-werdens vertraut ist.

Tip!
Die Partnerin, der Partner kann Sie unterstützen: Eine Hand leicht ins Kreuz legen und Feed-back geben, wenn sich beim Aktivieren des Beckenbodens

der Rücken bewegt (Bild unten). Denn das Becken und Wirbel-säule machen bei dieser wichti-gen Übung nichts, absolut gar nichts.

Um den Impuls für das Dehnen der Wirbelsäule zu verstärken, kann »der Helfer« Daumen und Mittelfinger auf die Sitzknochen legen, den Mittelfinger der anderen Hand auf den Kronen-punkt und so mit zartem Druck die Richtung vorgeben, in die Sie dehnen möchten.

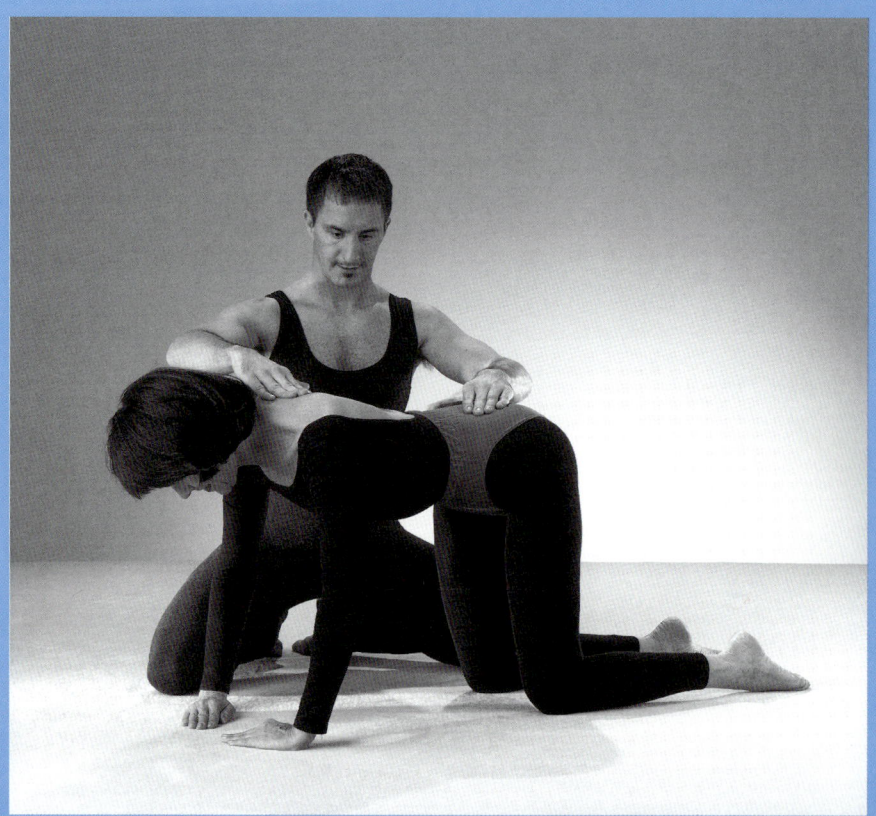

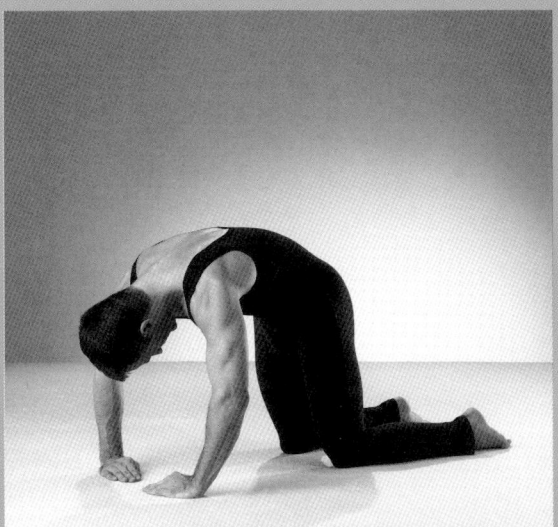 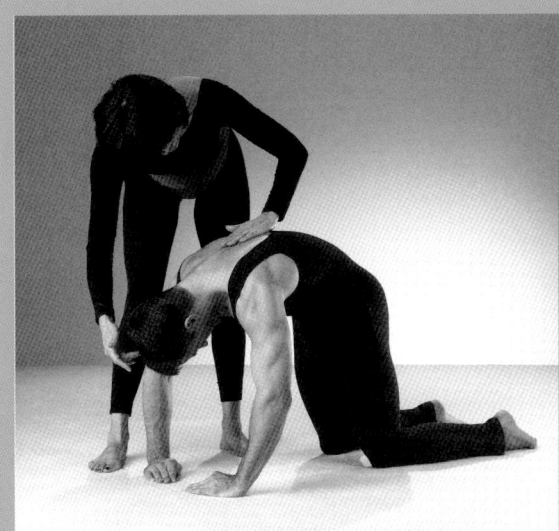

Schritt 2
Richten Sie Ihr Bewußtsein gleichzeitig auf den Kronenpunkt und den Beckenboden. Ziehen Sie an beiden Polen und runden Sie ein: Der Beckenboden zieht das Steißbein nach hinten-unten, der Kronenpunkt zieht Kopf und Oberkörper nach vorne-unten, die Wirbelsäule wölbt sich wie ein schöner Bogen. Brustbein und Brustkasten sinken weich ein. Es entsteht ein langgezogener, harmonischer Katzenbuckel. Kronenpunkt und Beckenboden wieder gleichzeitig aktivieren, an beiden Polen ziehen, Steißbein nach hinten, Kopf nach vorn, hochkommen.

Diese Beschreibungen dauern viel länger als die Bewegungen: etwa drei Sekunden einrollen, einen Atemzug im Bogen entspannen, drei Sekunden zurück in die Ausgangslage. Der dehnende Effekt entsteht aus der flüssigen, geschmeidigen Bewegung. Beim bekannten langsamen Buckeln werden die Wirbel in der Regel gequetscht, nicht befreit. Wenn Sie die Bewegung beherrschen, werden Sie die Übung lieben. Die Partnerin, der Partner kann Sie liebevoll unterstützen: eine Hand weich auf das Steißbein, die andere auf den Nacken legen und die Bewegung in den Bogen, in die Gerade liebevoll mitmachen. Auf dem Foto (oben rechts) gibt Chantal Remo Führung, indem sie mit einem Finger der rechten Hand zarten Druck auf seinen Kronenpunkt gibt und mit der linken Hand

seinen oberen Rücken leicht führt und so verhindert, daß Remo den Katzenbuckel macht, den er aus der »normalen« Gymnastik kennt.

Wenn der Nacken Faltenwürstchen bildet: entspannen, entspannen, entspannen. Es »arbeitet« nur der Kronenpunkt, nicht der Kopf, nicht der Hals. Die einzige Schwierigkeit bei dieser Übung ist es in der Regel, die Leichtigkeit zu akzeptieren, anzunehmen, daß es ein wunderbares Gefühl ist, daß nichts schmerzt, daß es sehr leicht geht.

Drehgleich

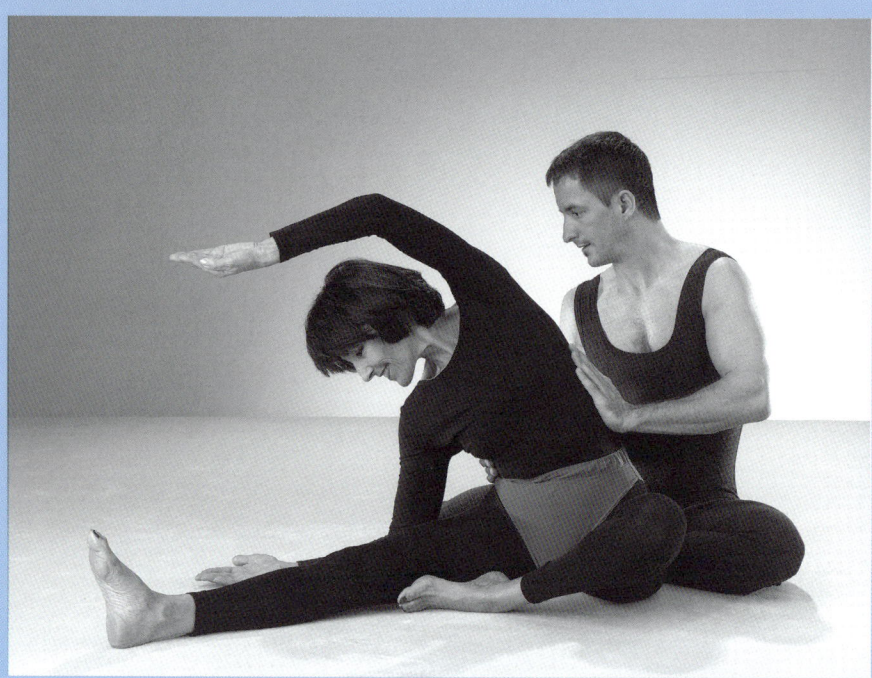

Auf ein Kissen oder Polster setzen, Beine zuerst grätschen, dann das linke Bein so anwinkeln, daß der Fuß flach und leicht an den rechten Oberschenkel zu liegen kommt. Mit geradem Oberkörper nach vorne über den Rand des Kissens rutschen. Das vergrößert automatisch die Beweglichkeit in den Hüften. *(Wenn das nicht geht, weil Ihr Rücken sich rund macht und hinter die Sitzhöcker fällt statt davor: Lassen Sie die Übung einfach aus, bis Sie beweglicher sind. Versuchen Sie es in zwei bis drei Wochen wieder.)*

Das rechte Bein kann, muß aber nicht, gestreckt sein. Der Fuß ist geflext, die Zehen zeigen zur Decke. Fuß, Knie, Hüfte bilden eine Linie. Beckenboden aktivieren. Arme über dem Kopf ausstrecken, Hände verschränken. Mit gestreckten Armen die Armkugeln/Schultern nach außen-unten setzen. Aus der Brustwirbelsäule den Oberkörper zum linken Bein drehen. Aus dieser Drehung in großem Bogen parallel zum anderen Bein beugen, den rechten Arm können Sie gemütlich vor, auf oder hinter das gestreckte Bein legen. Der linke Arm dehnt sich im Bogen über den Kopf. Handfläche zeigt nach oben. Brustwirbelsäule noch mehr drehen, bis die Schultern möglichst senkrecht übereinander stehen. Das Kinn wie eine Scheibe zur unteren Schulter drehen. Drei Atemzüge lang halten. Kronenpunkt hochziehen.
Seite wechseln.

Tip!
Die Wirbelsäule steht während der ganzen Übung unter Zugspannung. Der Beckenboden ist voll aktiviert. Bauch, Rücken, Taille fühlen sich gedehnt an. Der Superstretch darf zwar als anstrengend, aber nicht als unangenehm empfunden werden. Ein Partner kann Ihnen während der Übung durch zartes Handauflegen die Schultern entspannen, die Taille aufrecht halten, und er kann sicherstellen, daß beide Sitzhöcker fest am Boden verankert sind.

Baumkrone

Schritt 1
Schneidersitz. Die Füße »stehen« auf den Außenkanten, werden also nicht wie beim Yoga-Lotussitz verdreht. Beckenboden und Kronenpunkt aktivieren. Den unteren Rücken nach unten verlängern, ab der Taille nach oben.
Der rechte Arm ruht entspannt auf dem Oberschenkel, Handfläche schaut zur Decke. Den linken Arm auf Schulterhöhe anwinkeln. Die Armkugel nach außen-unten entspannen und in

dieser Position halten, während Sie den gebeugten Arm über den Kopf heben. Der Oberarm steht absolut senkrecht in die Luft (Chantal, Bild links).

Schritt 2
Den rechten Arm ebenfalls heben, bis sich die Hände hinter dem Kopf verschränken können. Den rechten Ellbogen gerade nach rechts ziehen, bis der linke Arm senkrecht in die Luft steht. Nun gleichzeitig den rechten Ellbogen nach rechts, den linken steil zur Decke ziehen, bis Sie die größtmögliche Dehnung erreichen.
3 Atemzüge halten.

Tip!
Seite wechseln. *Sie können entweder mit dem anderen Arm zurück zu Schritt 1 oder gleich aus Schritt 2 einfach die Position der Arme verändern, indem Sie den linken Ellbogen nach links ziehen, bis der rechte steil in die Luft steht. Fragen Sie bitte Ihren Körper, wie er es gerne mag.*

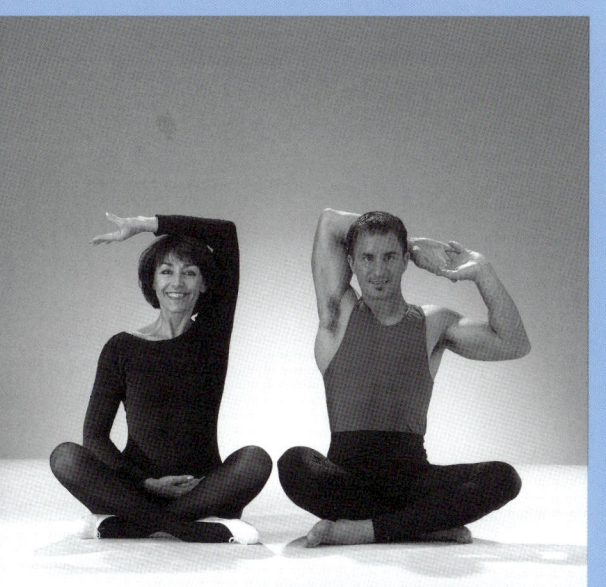
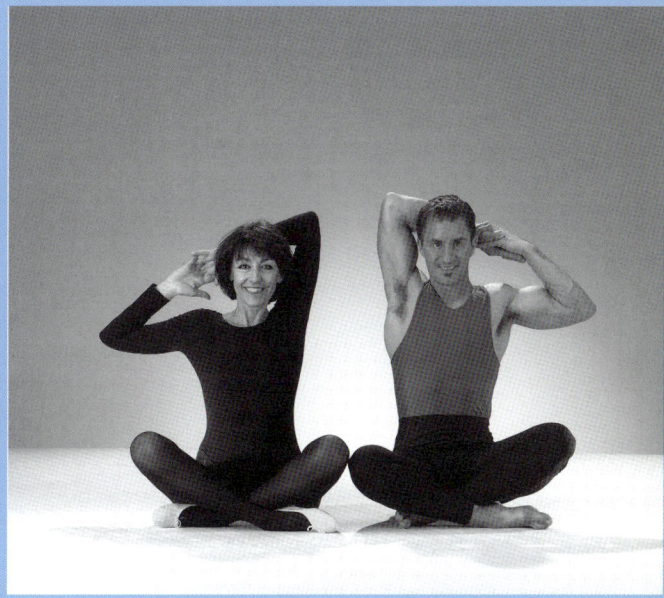

Arabeske

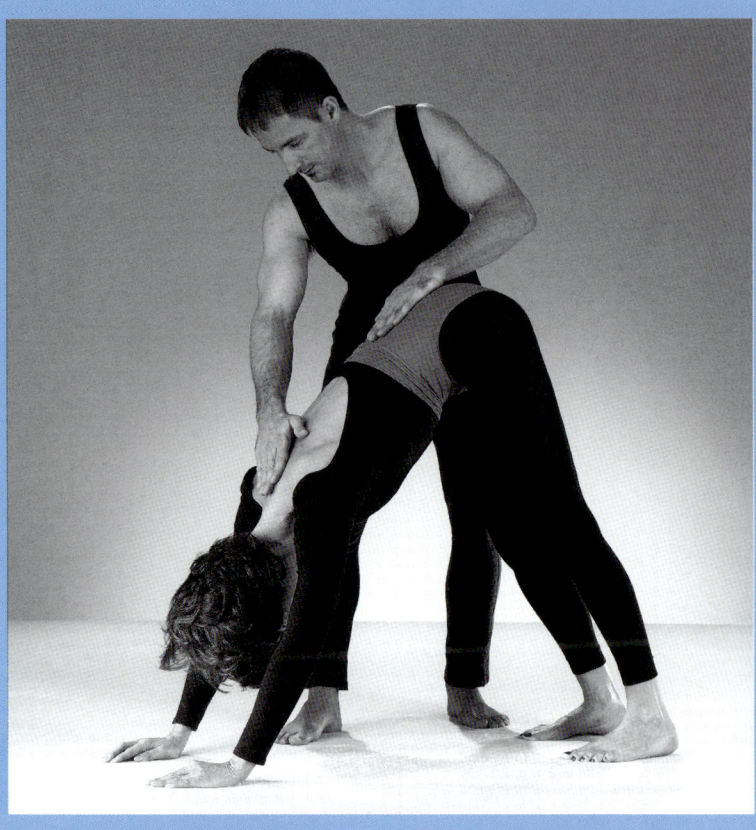

Vorsicht, Vorsicht, Vorsicht: Die Arabeske ist eine Superübung, um die Hüften geschmeidig zu machen, die Wirbelsäule zu begradigen, die Kniesehnen zu dehnen, das Gleichgewicht ins Lot zu bringen. Ihr Partner muß behutsam vorgehen, wissen, was er macht, und vor allem absolut auf Ihren Körper hören. Erst sorgfältig durchlesen, vor dem »Ernstfall« eine Hauptprobe machen. Wenn Sie oder der Partner Angst haben oder unsicher sind: Die Übung auslassen.

Aufrecht stehen. Füße hüftweit auseinander. Beckenboden aktivieren, Fersen leicht in den Boden stoßen. Kronenpunkt in den Himmel ziehen. Tiefer in die Knie. Arme locker in den Rücken. Oberkörper gerade nach vorne senken. Wenn der untere Rücken schön gedehnt ist, Kopf in lockerem Bogen fallen lassen. Hände auf den Boden, nach vorne »händeln«, so weit es mit den Fersen am Boden geht. Sitzhöcker in die Höhe ziehen, wie eine Ente im Wasser bei der Futtersuche. Den Rücken zwischen Sitzhöckern und Kronenpunkt langziehen, Beine zwischen Fersen und Sitzhöckern dehnen.

Tip!
Bei Rundrücken, Flachrücken, stark verkürzten Kniesehnen kann Ihnen jetzt Ihr Partner behutsam helfen: Remo zieht mit der linken Hand Chantals Rücken lang und gerade. Chantal drückt ihr Steißbein in Remos Hand und stellt sich vor, das Steißbein und die Sitzhöcker bildeten die Spitze der Pyramide. Mit der rechten Hand streicht Remo den oberen Rücken und den Nacken in Richtung Kronenpunkt und verhindert so, daß Chantal den Rücken aus Gewohnheit verkürzt. Geben Sie Ihrem Partner Feedback, wenn er zu grob oder zu zart zupackt.

Weide

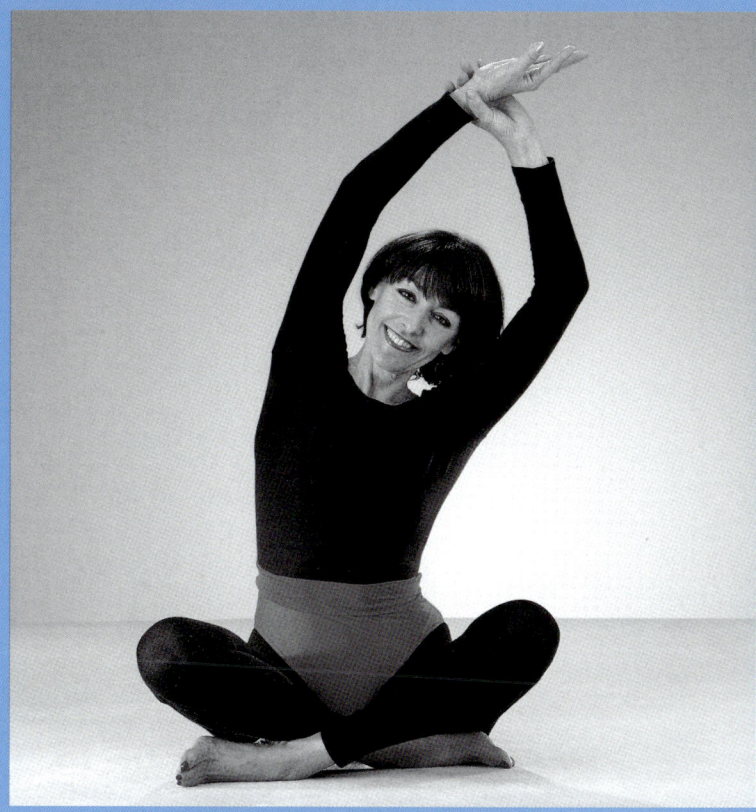

Mit dem linken Arm das rechte Handgelenk fassen und den Arm über dem Kopf nach links ziehen, so weit es geht. Zwei Atemzüge halten, zurück in die Mitte, aufgerichtet und mit gestreckten Armen, Seite wechseln. Auf jede Seite 3mal.

Tip!
Der Partner kann Ihnen dabei helfen, die Schultern/Armkugeln schön unten-außen zu halten. Sobald Sie »die Flanke« mitziehen, ist die Dehnung, die Ihr Rücken braucht, weg.

Ebenfalls angenehm: Wenn Ihnen »der Assistent« die Taille stützt, damit Sie nicht zusammenschrumpfen.

Schneidersitz, eventuell auf Kissen, leicht nach vorne rutschen. Füße stehen möglichst auf der Außenkante (das stärkt so ganz nebenbei die »Rahmenmuskulatur« des Fußes). Beckenboden aktivieren, Sitzhöcker gut im Boden verankern. Kronenpunkt aufspannen. Die Arme über den Kopf heben, die Schultern nach außen-unten setzen, wie Sie es aus den Übungen »Achse richten« und »Vertikal denken« bereits kennen.

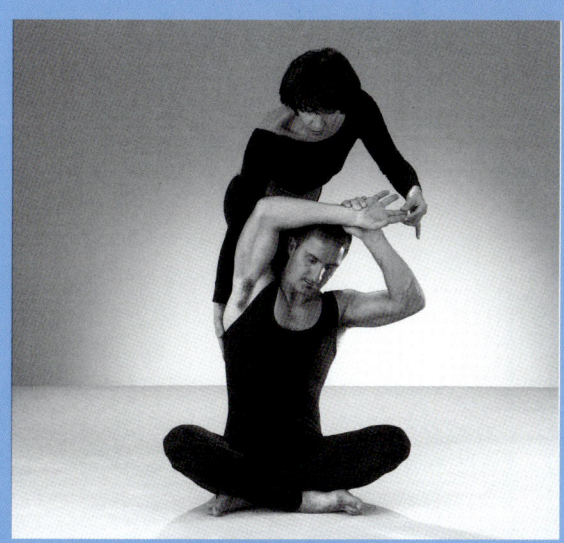

Frosch – Doppelfrosch

Fersensitz, die Füße möglichst aufgerichtet. Hände locker auf den Rücken oder, wie Chantal, die Arme entspannt neben den Körper legen. Beckenboden aktivieren, Kronenpunkt aktivieren. Die Sitzhöcker nach hinten-unten ziehen, bis das Gesäß möglichst auf den Fersen liegt.

Chantal bringt das Gesäß noch nicht ganz auf die Ferse, aufgrund von Narben nach einer Knieoperation. Sie fließt mit dem Rücken einfach so weit zurück, wie es geht. Falls Sie den Fersensitz auch – noch – nicht schaffen: Legen Sie kleine, ganz wenig gefüllte Ballone in die Kniekehlen.

Kopf in schönem großen Bogen nach vorne ziehen, der Rücken wird dabei leicht und rund.

Beim Einatmen den Beckenboden aktivieren, beim Ausatmen lösen. Für zusätzliche Dehnung: die Arme nach vorne ziehen, das Gesäß nach hinten. Der Rücken bleibt weich und fließend.

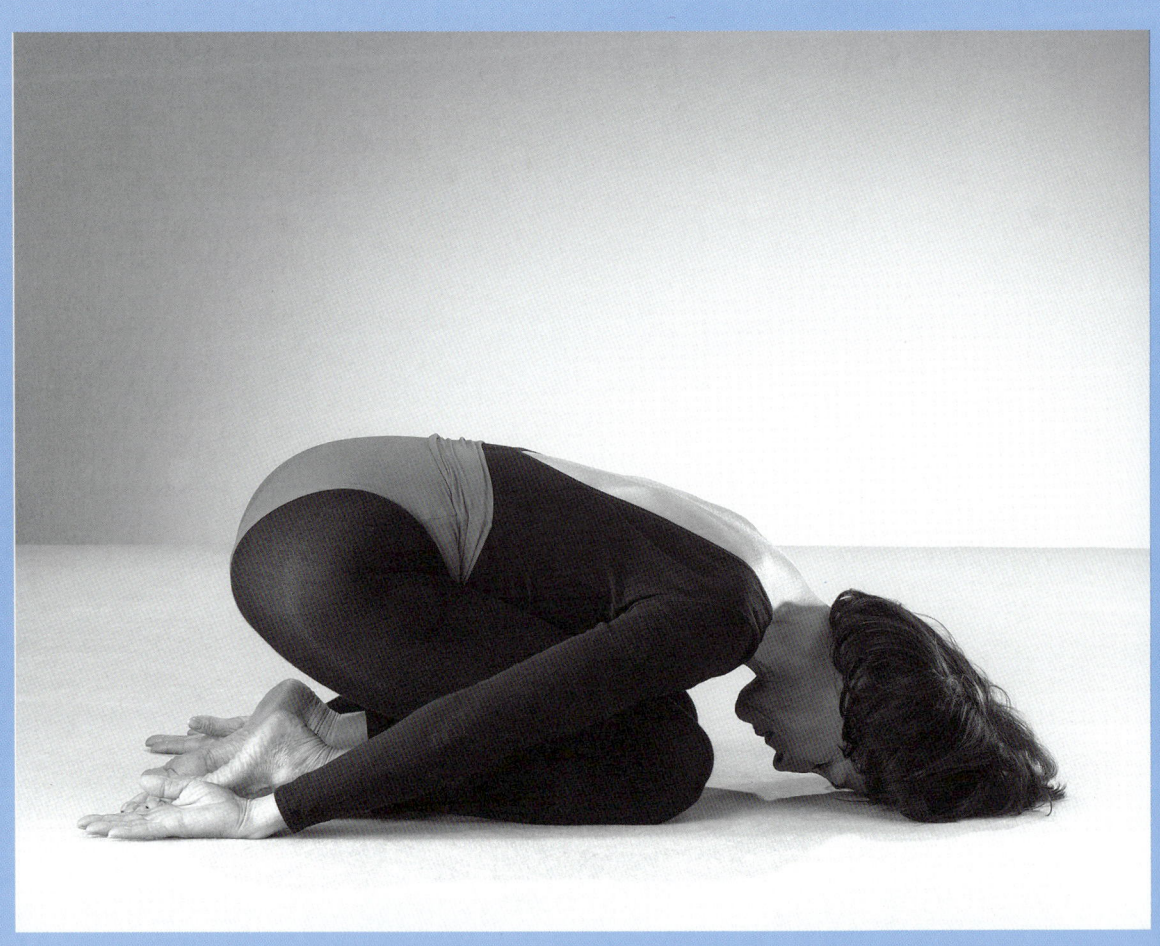

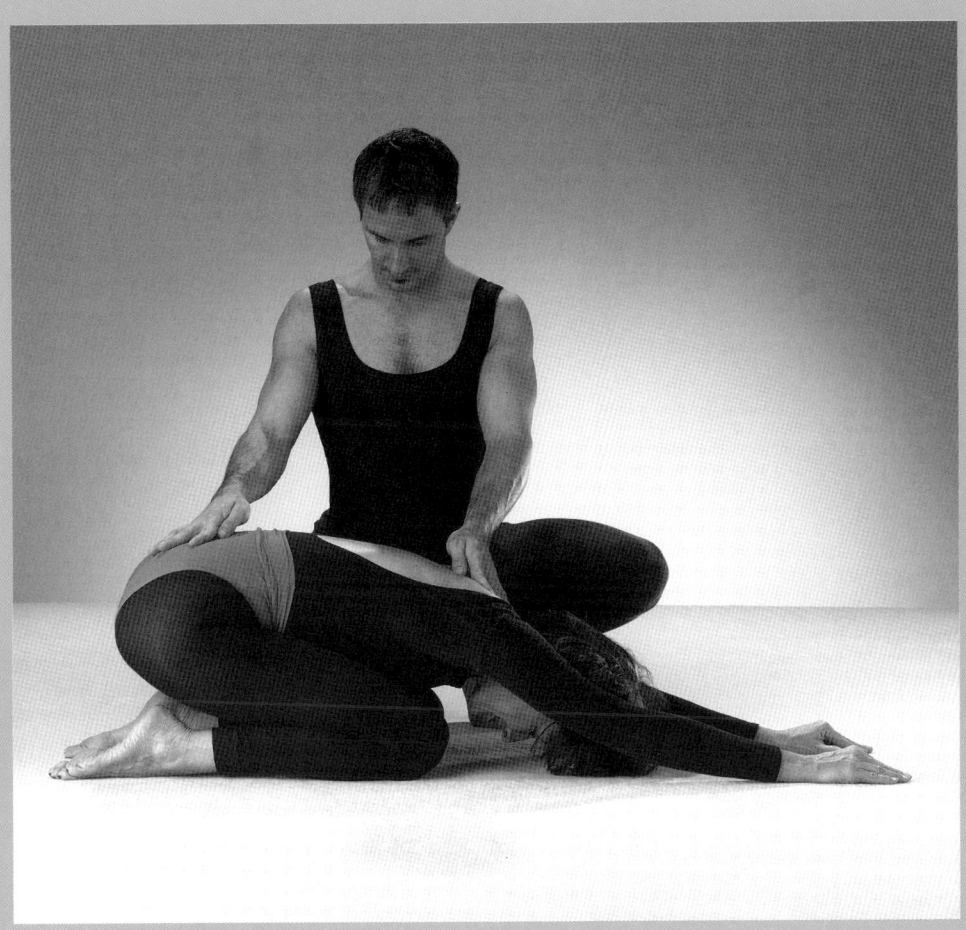

Der Partner kann Sie unterstützen, in dem er sanft Ihren
Rücken ausstreicht: von der
Mitte aus mit einer Hand nach
unten, mit der anderen nach
oben fahren. Bei extremem
Hohlkreuz und chronischen
Verspannungen ist es sehr
angenehm, wenn die Beckenschaufeln mit zartem und den-
noch bestimmtem Druck leicht
nach außen-unten gepreßt
werden. Ausprobieren.

Die Wirbelsäule kräftigen

Die folgenden Übungen machen alle Ausreden überflüssig: Sie brauchen keine Extrazeit dafür, müssen sich nicht umziehen, sondern können Sie jederzeit und überall im Haus, in der Wohnung, im Büro, am Arbeitsplatz, im Hotelzimmer durchführen. Lassen Sie sich nicht davon beirren, wie leicht die Positionen aussehen: Ausprobieren. Sie werden staunen, wie effizient sie zur Stärkung der Rückenmuskulatur, zur Definition der neuen Haltung und zum Erlernen der anatomisch optimalen Koordination sind!

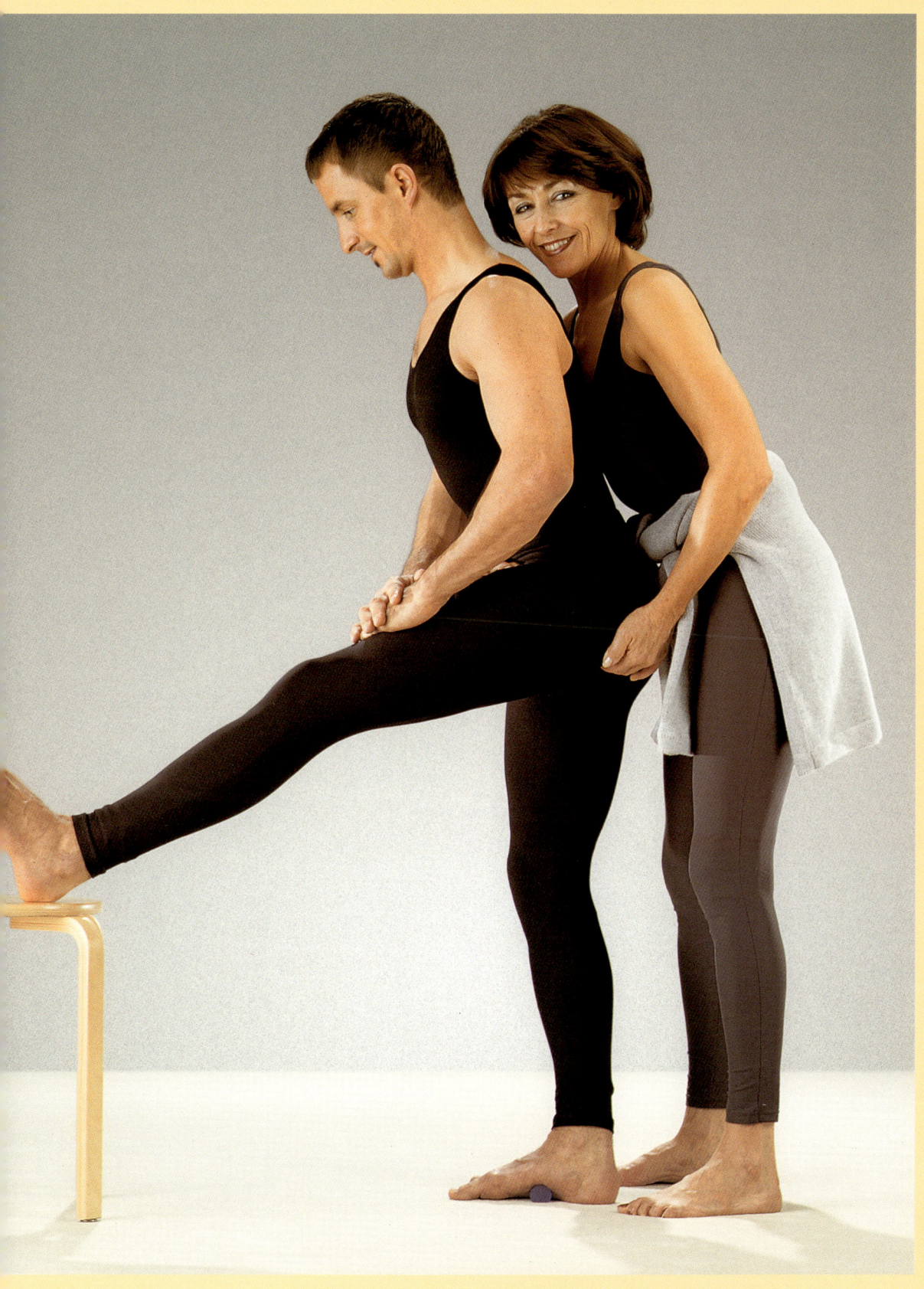

Anlehnen

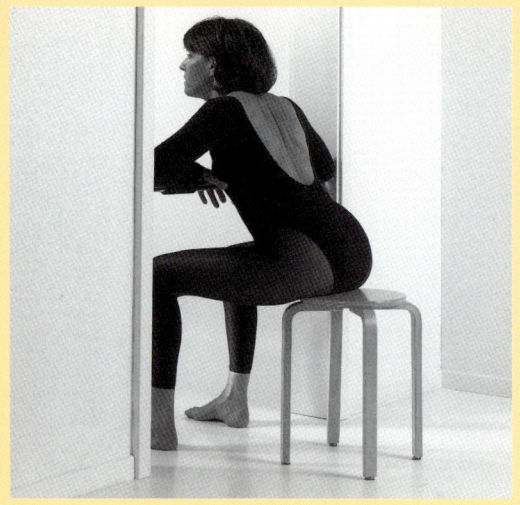

Ideale Entspannung zwischendurch und eine wunderbare
Entlastung, wenn Sie husten
müssen. An den vorderen Stuhlrand rutschen. Füße hüftweit
auseinander und gut verankert
mit Großzehengrundgelenk und
Außenseite Ferse. Oberkörper
auf Pult oder Tischplatte abstützen: Hände unter die Brüste,
Ellbogen zur Seite, darauf
lehnen. Die Wirbelsäule ist fix
zwischen Beckenboden und
Kronenpunkt aufgespannt, die
Sitzhöcker ziehen zusätzlich
nach hinten. Halten, solange
Sie mögen.

Tip!
*Steigerung: Leicht ins Hohl-
kreuz, Beckenboden voll
aktivieren, den Rücken aus der
Taille nach unten und oben
»verlängern«, einen Atemzug
halten, 5mal wiederholen.*

Zum Lösen einfach mit den
Armen den Oberkörper gerade
hoch stoßen. Kopf sofort hoch-
nehmen.

Direkt in die nächste Position.

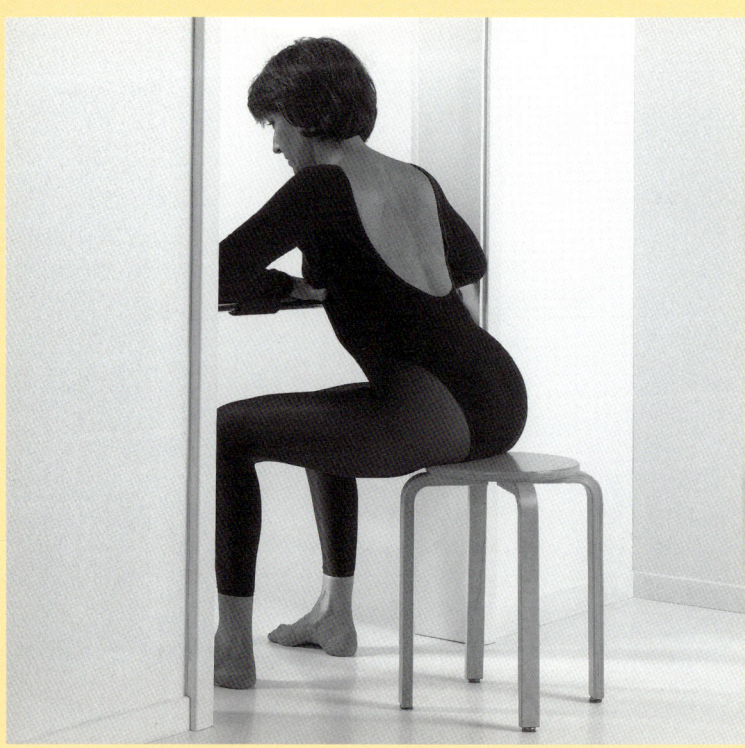

Vorlehnen

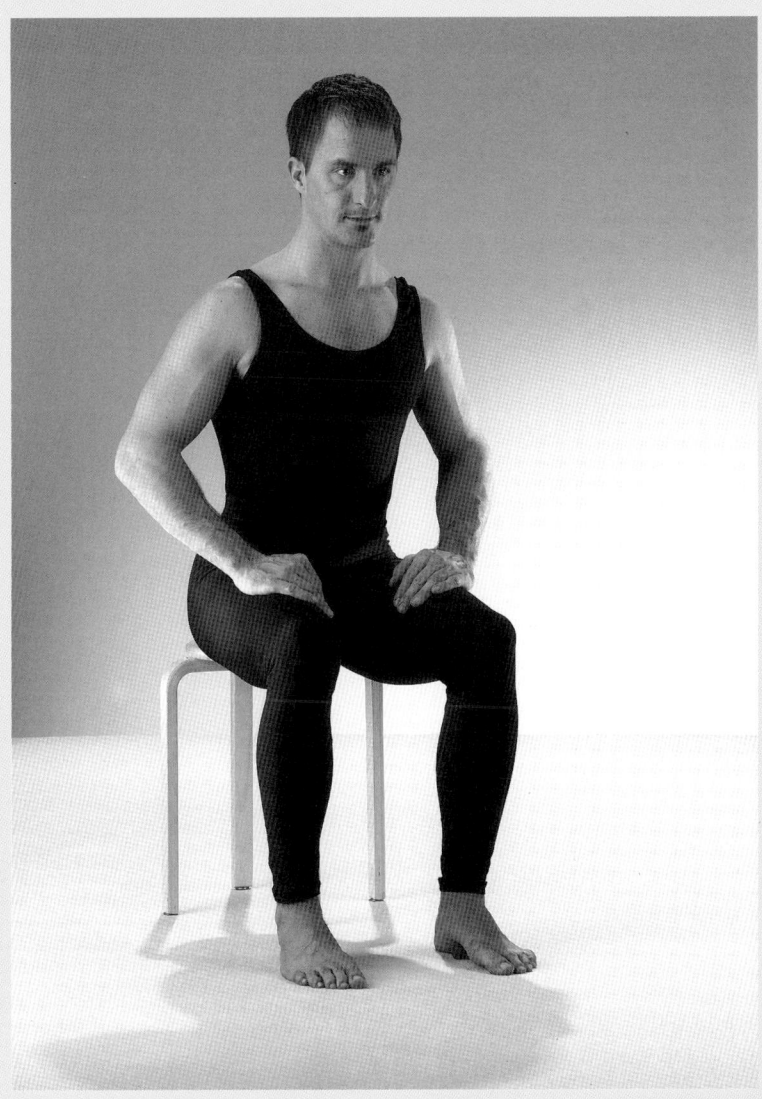

Am vorderen Stuhlrand sitzen, Füße hüftweit auseinander ausgerichtet. Hände halten die Innenschenkel. Ellbogen leicht zu den Seiten ziehen. Beckenboden aktivieren, Kronenpunkt aktivieren, Oberkörper ganz gerade nach vorne senken, indem Sie gleichzeitig die Oberschenkel leicht mit den Händen nach außen rotieren.

Armkugeln nach außen-unten, Schultern entspannen. Dehnung mindestens 3 Atemzüge halten.

Aufrichten. Position für die nächste Übung beibehalten.

Auflehnen

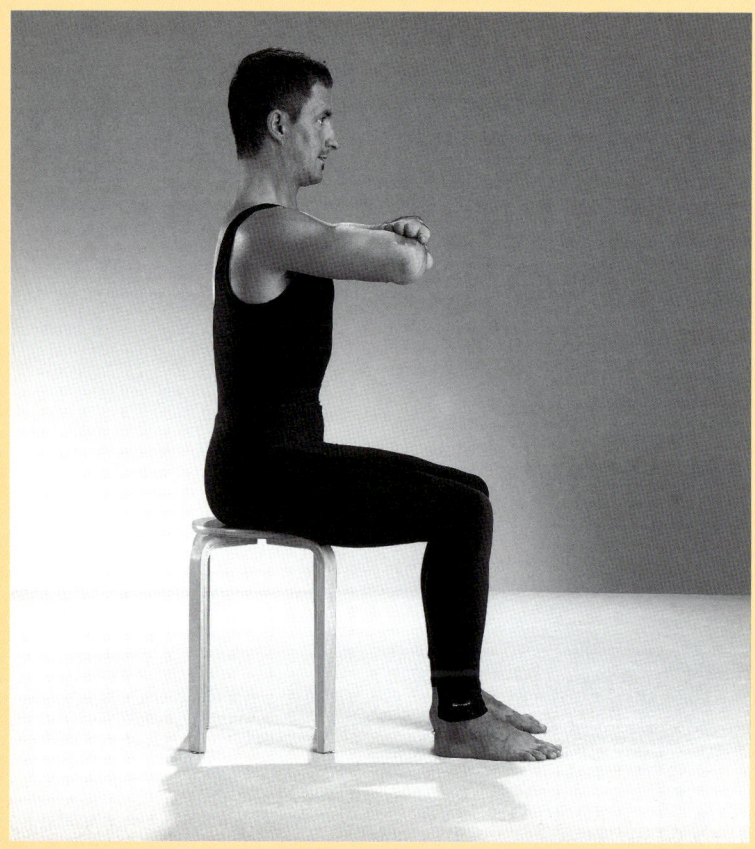

Möglichst am vorderen Stuhlrand sitzen, Füße hüftweit auseinander, die Knie stehen über
dem Mittelfuß. Oberkörper
schön gerade ausrichten. Arme
auf Schulterhöhe übereinander-
legen.

Fersen in den Boden stoßen, als
wollten Sie Wurzeln schlagen
(erinnern Sie sich an den
Baum!). Die Zehen bleiben
entspannt am Boden liegen.
Einfach nur die Fersen in den
Boden stoßen. Das »weckt«
den Beckenboden, sozusagen
kettenreaktiv. Ziehen Sie die
Sitzknochen bewußt noch mehr
zusammen. Kontraktion auf-

nehmen, über den Anus zum
Steißbein hochziehen. (Doch,
das geht, dranbleiben, eines
Tages wollen Sie die Sensation
nicht mehr missen.)

Gleichzeitig zu diesem Hoch-
zug den unteren Rücken nach
unten fließen lassen. Klingt nur
paradox, bedeutet für den
Rücken jedoch Stabilität und
Kraft. Zug und Gegenzug
verstärken sich gegenseitig.

Kronenpunkt zur Decke hochziehen. Armkugeln nach außen-
unten entspannen. Mit den
Fersen rhythmisch pulsieren: In
den Boden stoßen, leicht lösen,

stoßen, leicht lösen. Eines Tages
wird die Muskelkraft, die Sie
an der Basis des Gesäßes und
an den hinteren Oberschenkeln
spüren, beim Gehen Ihren
Körper tragen.

Tip!
*Sie können mit beiden Fersen
gleichzeitig stoßen (sooft Sie
wollen) oder abwechslungsweise links, rechts, links, rechts.
Wenn Sie sich mit der neuen
Muskelkoordination angefreun-
det haben, direkt in die nächste
Übung »Sitzlauf«.*

Sitzlauf

Die rechte Ferse in den Boden stoßen und mit der Muskelkraft, die aus dieser Minibewegung entsteht, den Fuß vom Boden heben, linke Ferse in den Boden, rechten Fuß senken, linken Fuß heben. Das steht da nacheinander, Sie machen es gleichzeitig, es ist ein Spaziergang auf dem Stuhl.

Die Wirbelsäule bleibt dabei vollkommen aufgespannt zwischen Beckenboden und Kronenpunkt. Denn darum geht es: Sie lernen sitzend, beim Gehen nicht mehr mit dem Rücken auszuweichen. Die Übung schaut nach wenig aus, trainiert aber Beine, Rücken, Bauch.

Tip!
Muß ich es wirklich sagen? Ja, natürlich können Sie die Übung überall, wo Sie sitzen, schnell und fast unbemerkt durchführen. Am Frühstückstisch, in der Bahn, im Büro, im Kino. Je öfter, desto besser. 20 kleine Trainingseinheiten am Tag bewirken, daß die neue Aufrichtung ganz schnell in Fleisch und Blut und Knochen übergeht.

Die Grundposition halten für die nächste Übung.

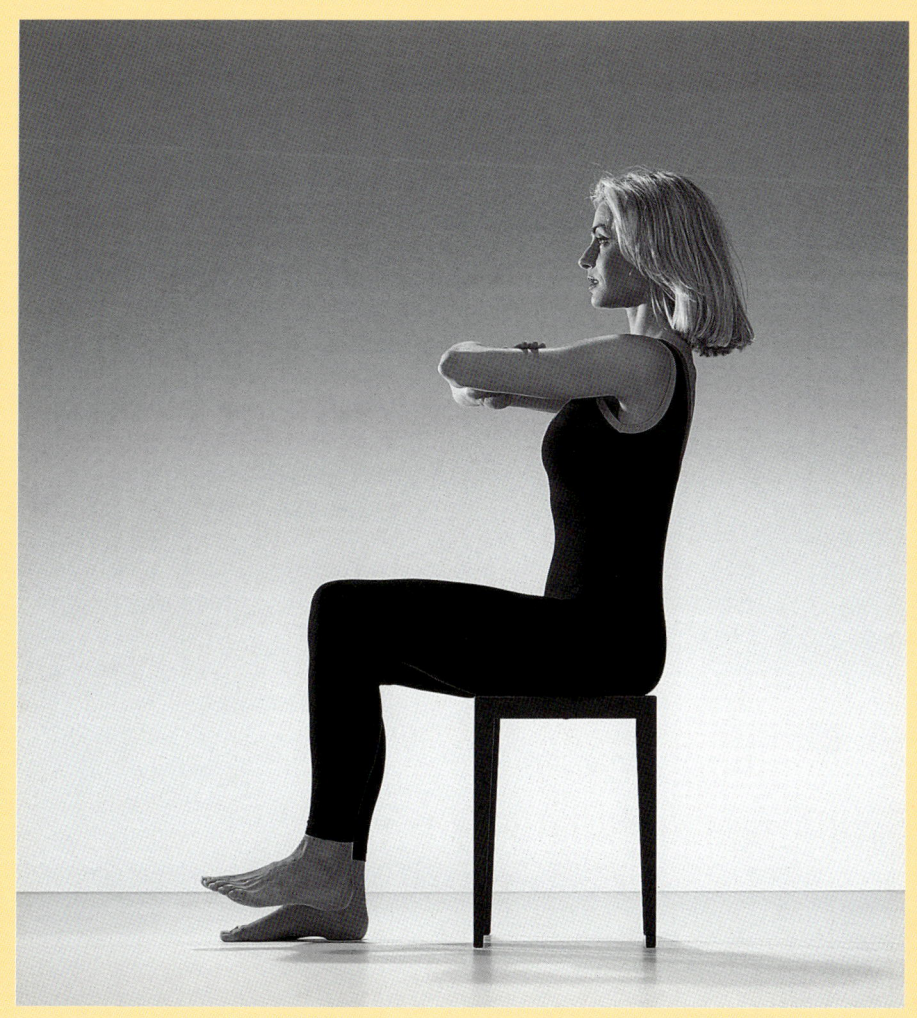

© SHAPE

Stehauf

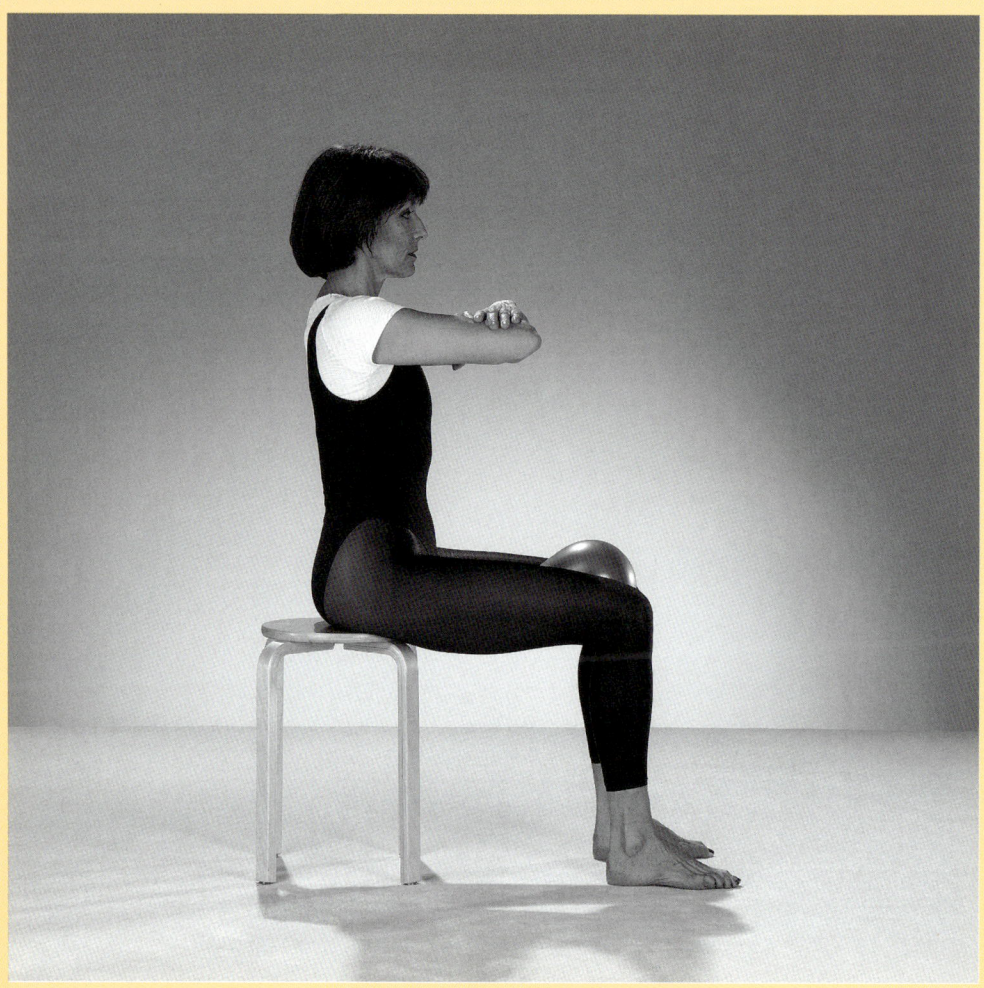

Vorne am Stuhl sitzen, Arme auf Schulterhöhe vor dem Körper übereinandergelegt. Fersenstoßen, Kraft im Beckenboden aufnehmen, Sitzhöcker zusammenziehen, über den Anus zum Steißbein hoch, den Kronenpunkt ausrichten, Schultern nach unten-außen (Armkugeln entspannen). Mit einem klitzekleinen Schwung Oberkörper gerade nach vorne, Impuls vom Beckenboden zum Kronenpunkt und aus dem »Sitzleder« aufstehen.

Wenn Sie X-Beine haben, hilft ein leicht aufgeblasener Ballon: zwischen die Knie nehmen, nicht zusammendrücken. Das verbessert außerdem die Wahrnehmung im Beckenboden.

Tip!

Falls Sie jetzt nur verdutzt sitzen und keine Ahnung haben, wie aus dem »Sitzleder« aufstehen funktionieren soll: Stehen Sie auf, wie Sie es gewohnt sind, und nehmen Sie wahr, wieviel Kraft Sie vergeuden. Schwingen die Schultern nach vorn? Streß für den Rücken. Schieben Sie sich mit den Hände, Armen auf den Oberschenkeln, der Stuhllehne oder gar Tischplatte hoch? Rückenstreß. Klemmen Sie die Knie zusammen, oder

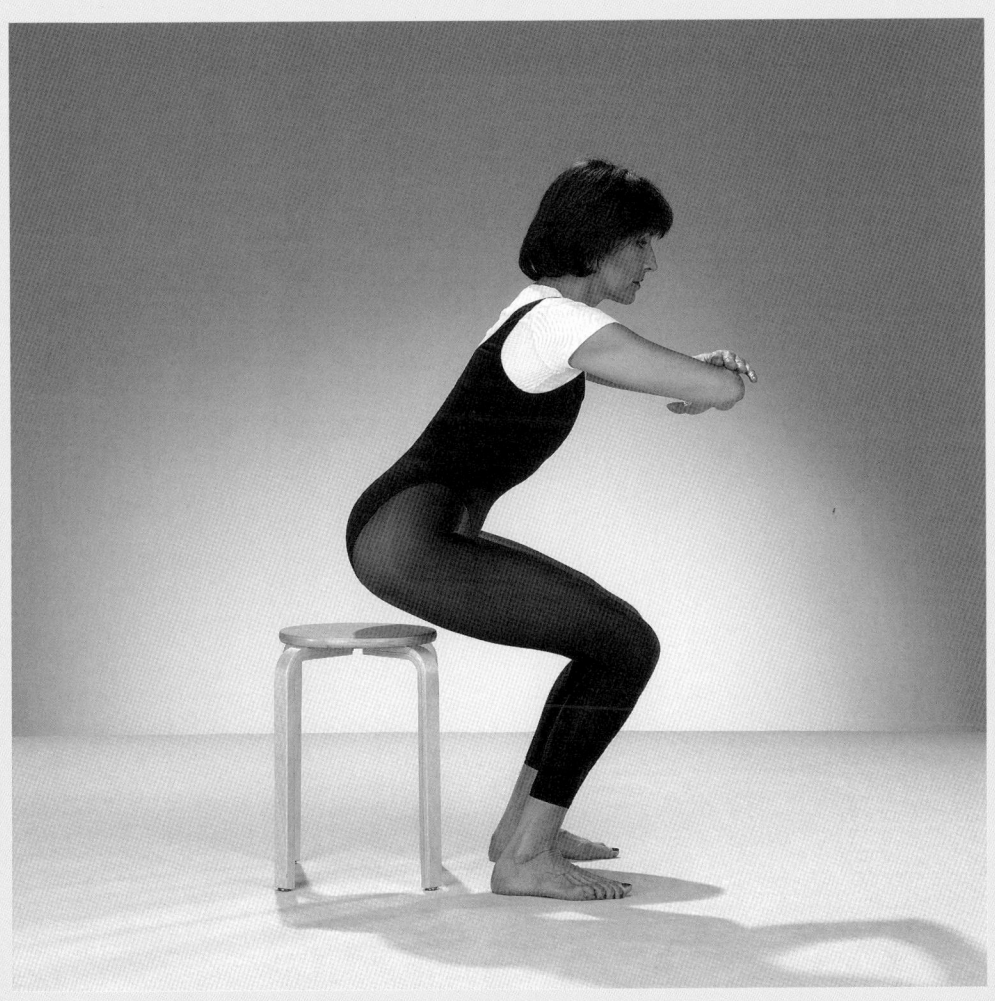

lassen Sie die Beine weit aus-
einanderfallen? Einfach nur
wahrnehmen. Und dann zurück
zu »Stehauf«.

Wenn Sie stehen: Muskeltonus
halten, gleich wieder hinsetzen,
die Wirbelsäule bleibt aufgespannt. Üben, bis Ihnen das
anatomisch sinnvolle Hinsetzen
und Aufstehen Gewohnheit ist.

Grundposition für die nächste
Übung halten.

Wohlauf

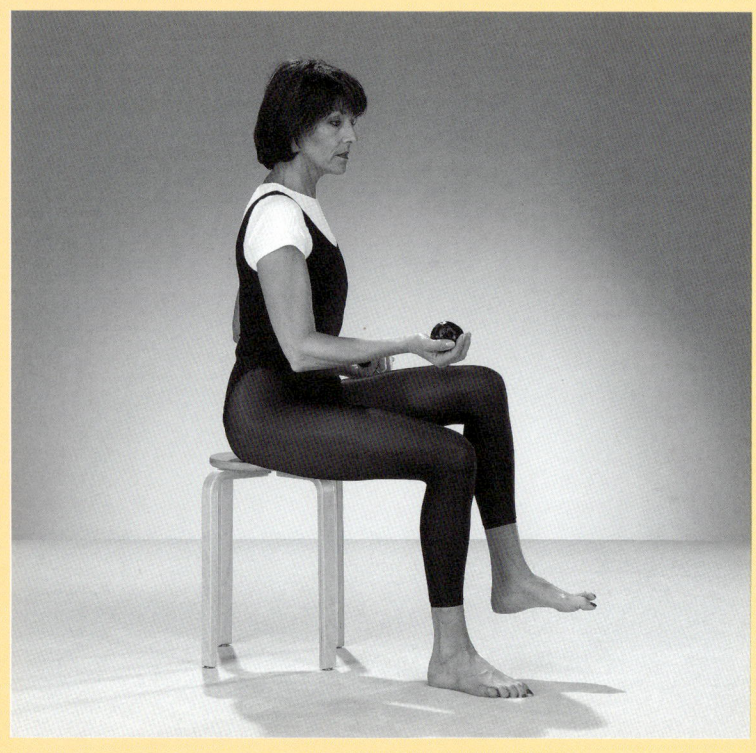

Der nächste Schritt zum koordinierten Gang: Die Arme im Sitzlauf mitschwingen. Das geht so: Rechte Ferse in den Boden stoßen, Fuß heben, gleichzeitig den linken Arm locker nach hinten schwingen. Die Schultern sind entspannt und »sitzen« anatomisch korrekt unten-außen.

Linke Ferse, rechten Arm. Rechte Ferse, linken Arm. Die Wirbelsäule ist zwischen Beckenboden und Kronenpunkt optimal aufgespannt.

Wenn Sie zwischendurch aus dem Takt fallen: Macht nichts. Manchmal dringt halt die Erinnerung an unser Primatensein durch: Die gehen im Passgang, linkes Bein, linker Fuß, rechtes Bein, rechter Fuß.

Tip!
Wenn die Arme gar nicht mit den Beinen wollen: Tennisbälle, Jonglierbälle oder Äpfel locker in die zu Schalen geformten Hände nehmen. Das leichte Gewicht schafft Bewußtsein für die Bewegungen.

Beinwohl

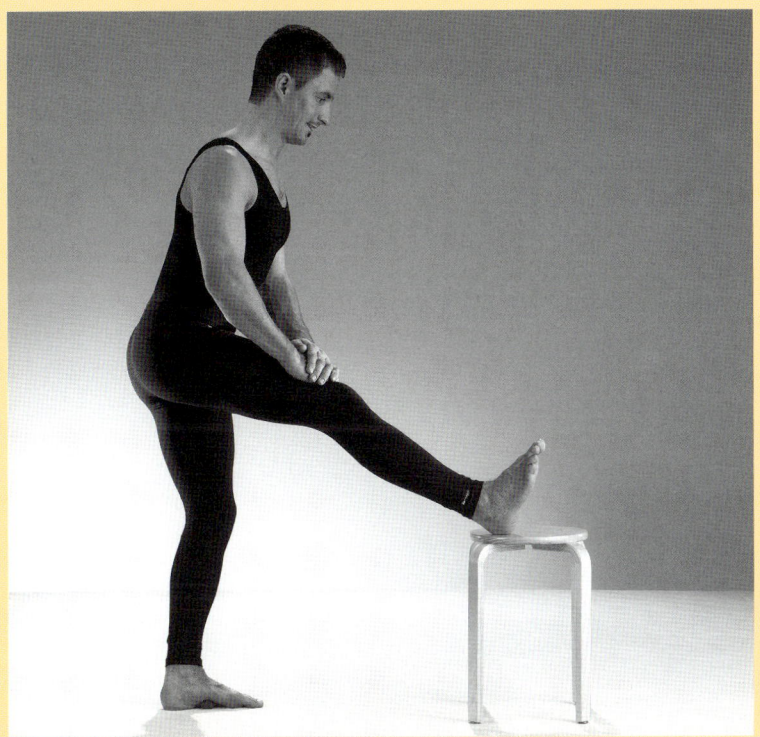

Den rechten Fuß auf den Stuhl (Schemel) legen. Standbein gut ausrichten: Grundgelenk der Großzehe, Außenseite der Ferse belasten. Knie locker. Beckenboden aktivieren. Den unteren Rücken nach unten entspannen. Kronenpunkt ausrichten.

Die Zehen des rechten Fußes schauen entspannt zur Decke hoch, der Fuß ist geflext. Ferse in den Stuhl stoßen. Mit der rechten Hand den rechten Sitzhöcker nach hinten ziehen, so, als könnten Sie das rechte Bein verlängern. Wenn sich dabei der untere Rücken »automatisch« noch mehr aufrichtet und gerade wird, ist es genau richtig. Hände sind entspannt auf dem rechten Oberschenkel. Den Oberkörper leicht zum aufgelegten Bein senken, ganz gerade.

Tip!

Chantal fing auf einem sehr niedrigen Schemelchen an, um den Ischiasnerv nicht zu reizen. Inzwischen kann sie das Bein wieder ziemlich hoch heben und zieht deshalb das anpassungsfähige Türreck vor. Sie dreht außerdem den Oberkörper aus der Brustwirbelsäule zum aufgelegten Bein. Das steigert einerseits die Dehnung der Wirbelsäule, stabilisiert gleichzeitig die Lendenwirbel, mobilisiert die Brustwirbel. Derart raffiniert verschraubt, kann der Rücken nicht kollabieren, Sie bleiben aufgerichtet.

Die intensive Dehnung zwischen Ferse und Beckenboden und Beckenboden und Kronenpunkt mindestens 3 Atemzüge lang halten. Seitenwechsel. Wenn Sie die Dehnung angenehm finden: Beliebig wiederholen.

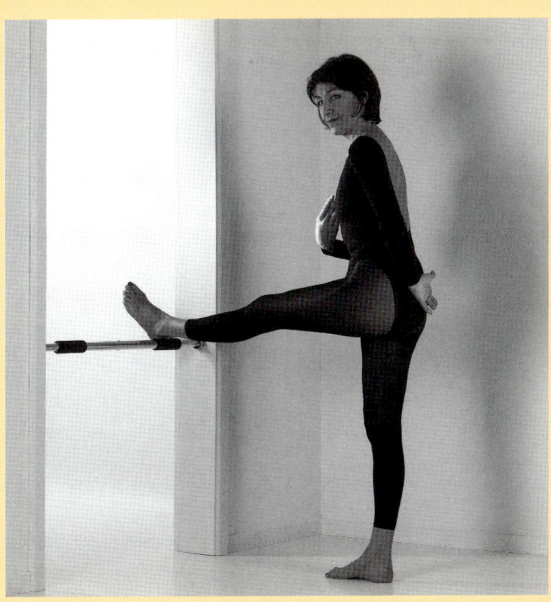

Sie haben Ihren Körper neu kennengelernt und neu ausgerichtet. Ihr Rücken ist aufgespannt, Sie haben Muskeln und Kraft an Körperstellen, die Sie vorher kaum wahrgenommen haben. Ich gratuliere Ihnen – Sie sind bereit für die nächste Herausforderung.

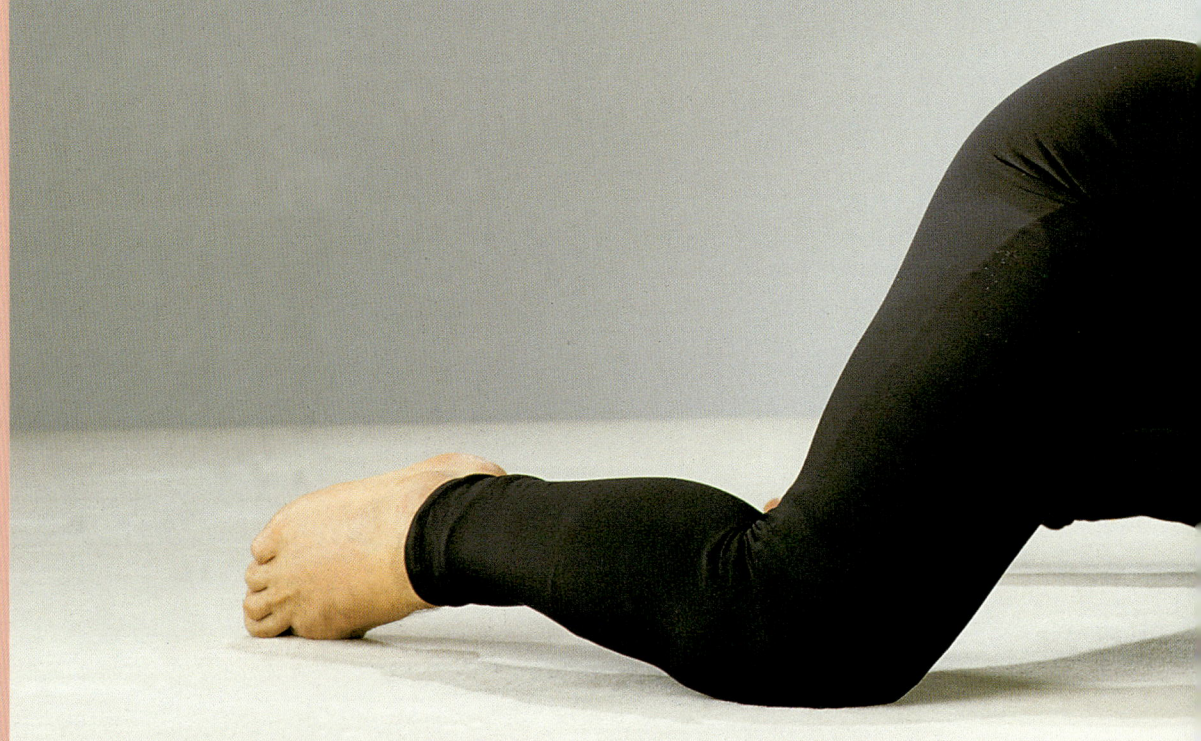

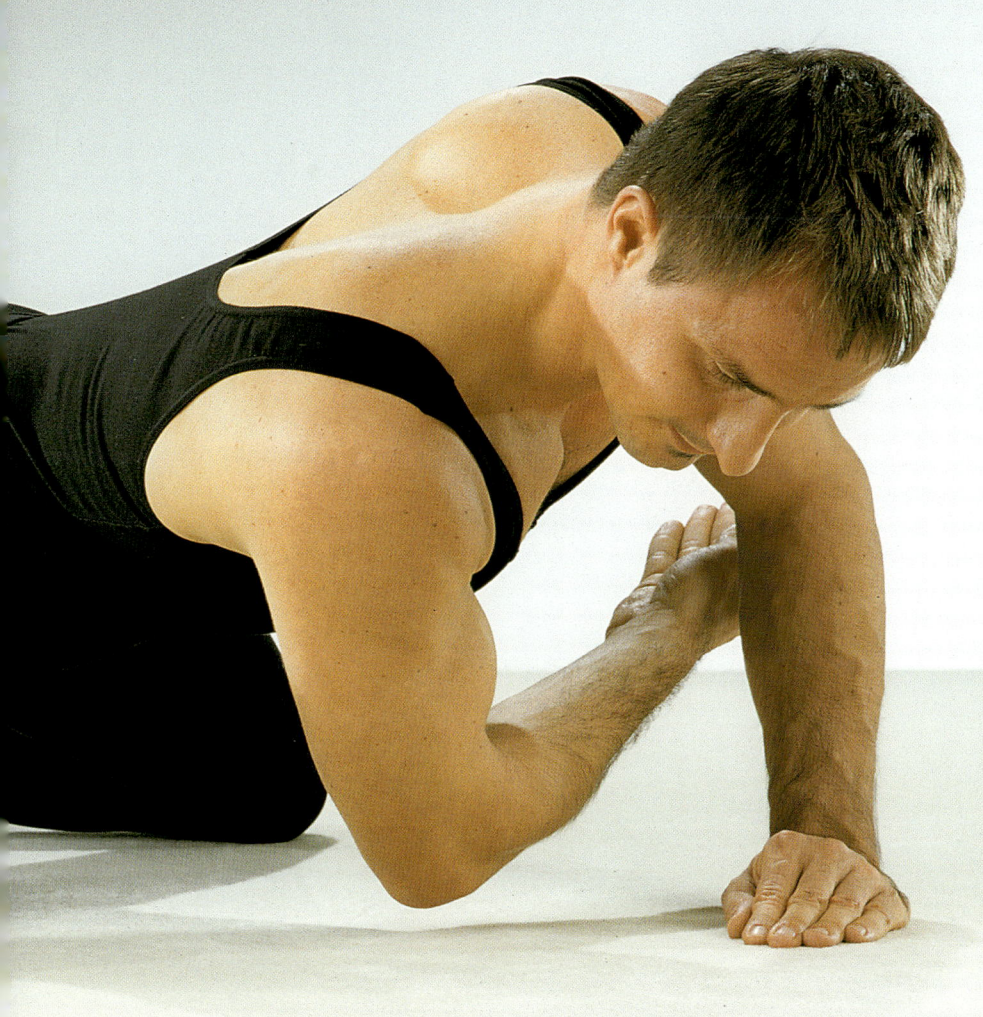

6. GRUPPE

Rückenpower trainieren

Megastretch

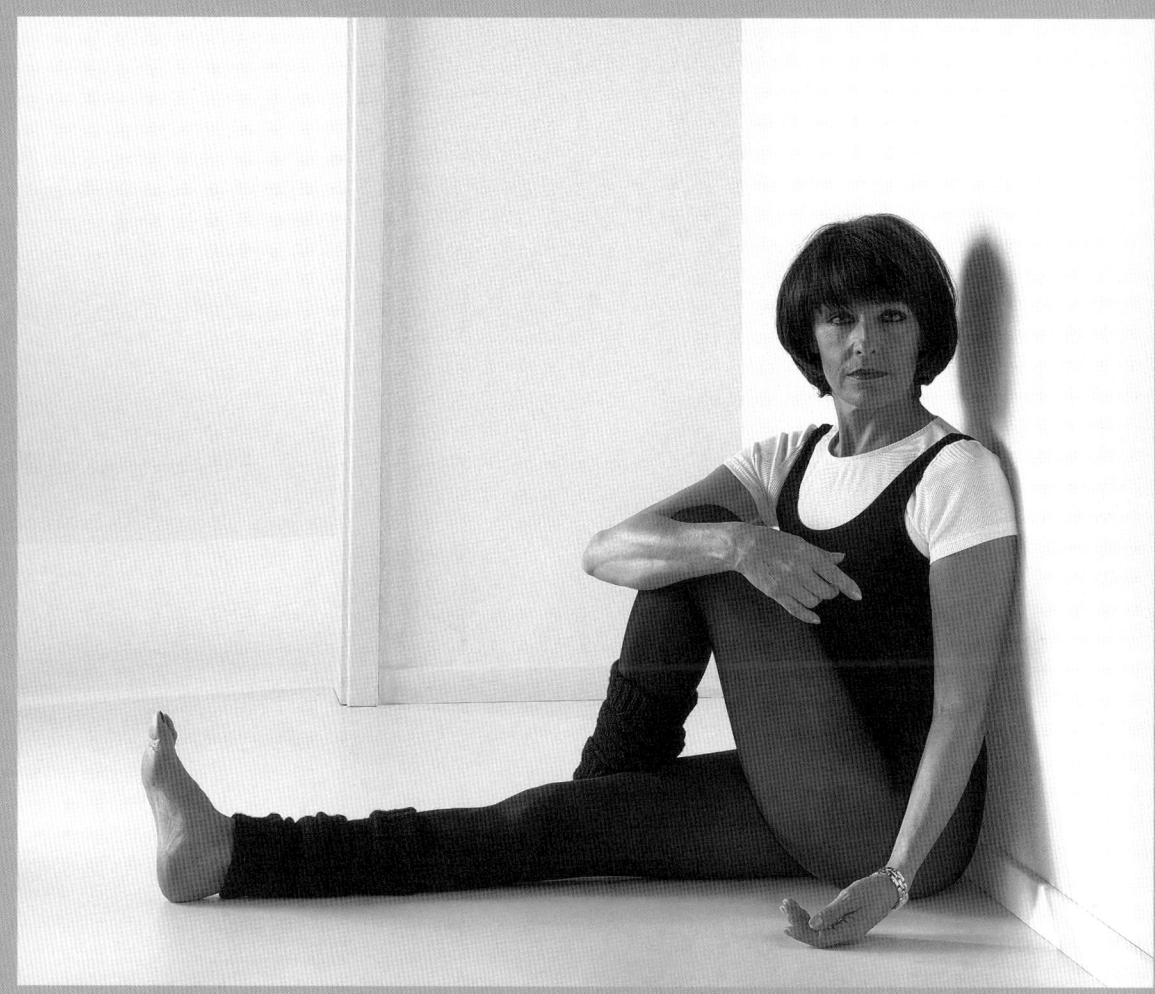

Auf den Boden setzen, genau
auf die Sitzknochen. Das rechte
Bein ausstrecken, das linke Bein
aufstellen, der Fuß kommt
außen ans rechte Knie zu liegen, parallel zum rechten Bein.
Mit der linken Pohälfte einen
kleinen Schritt nach vorne
machen, das richtet den unteren
Rücken auf, dehnt die Hüftmuskeln. Sitzhöcker wieder gut am
Boden verankern. Die Brustwirbelsäule bewußt, langsam
und aus der größtmöglichen
Dehnung zum linken Knie

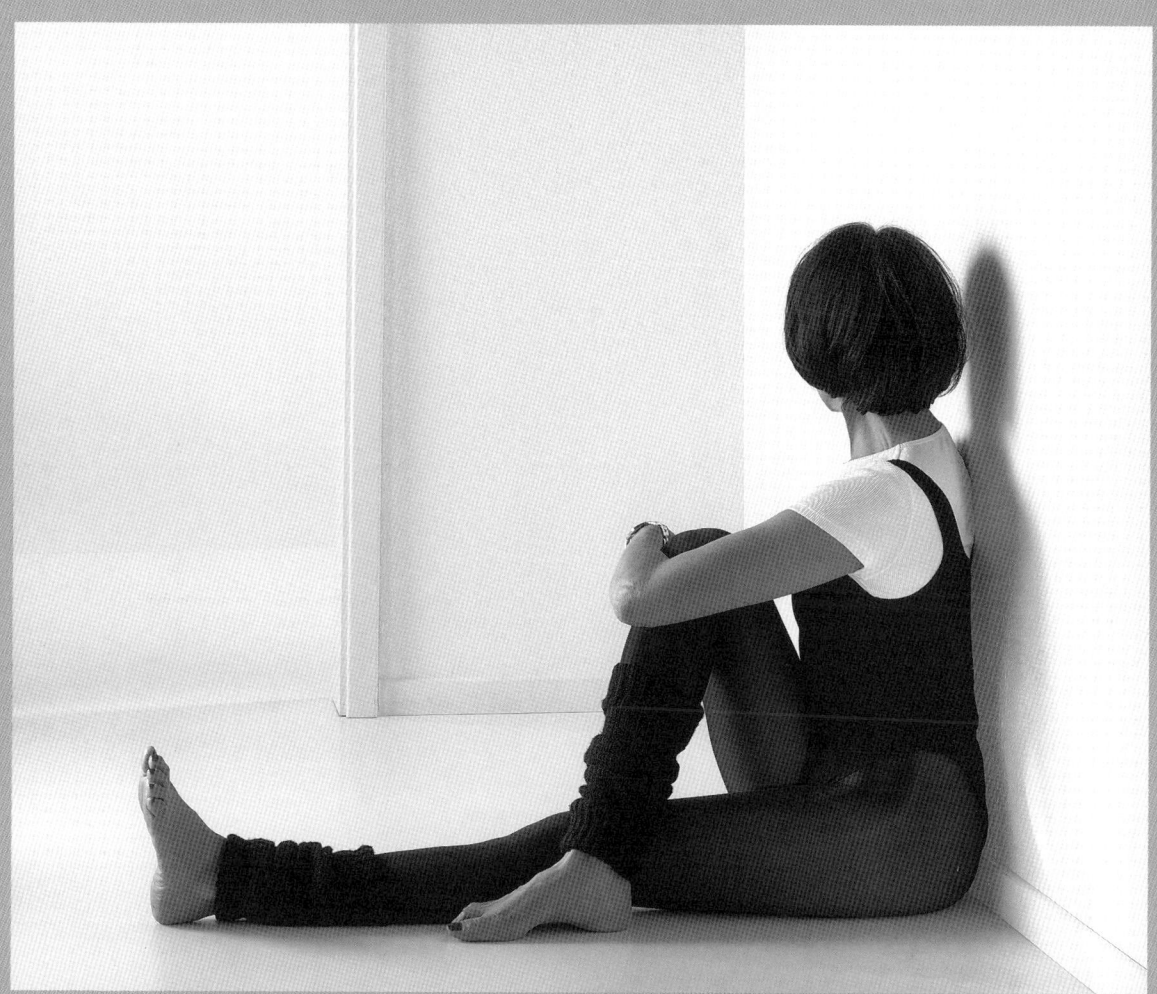

drehen. Den rechten Arm um das linke Knie legen und zum Körper ziehen. Das Kinn wie eine Scheibe zur linken Schulter drehen. Die Wirbelsäule hält sich selbst, Sie brauchen keine Stütze, Sie können daher den linken Arm entspannt nach unten fallen lassen.

Dehnung 3 entspannte, tiefe Atemzüge lang halten. Seite wechseln.

Tip!
Wenn Sie die Übung beherr-schen, können Sie auch noch auf die Stellung der Füße achten: im rechten Winkel zum Bein, die Zehen entspannt, Großzehengrundgelenk und Ferse auf gleicher Ebene. Das koordiniert die Muskeln des Beines und kräftigt die Fuß-muskulatur.

Fersenkraftwerk

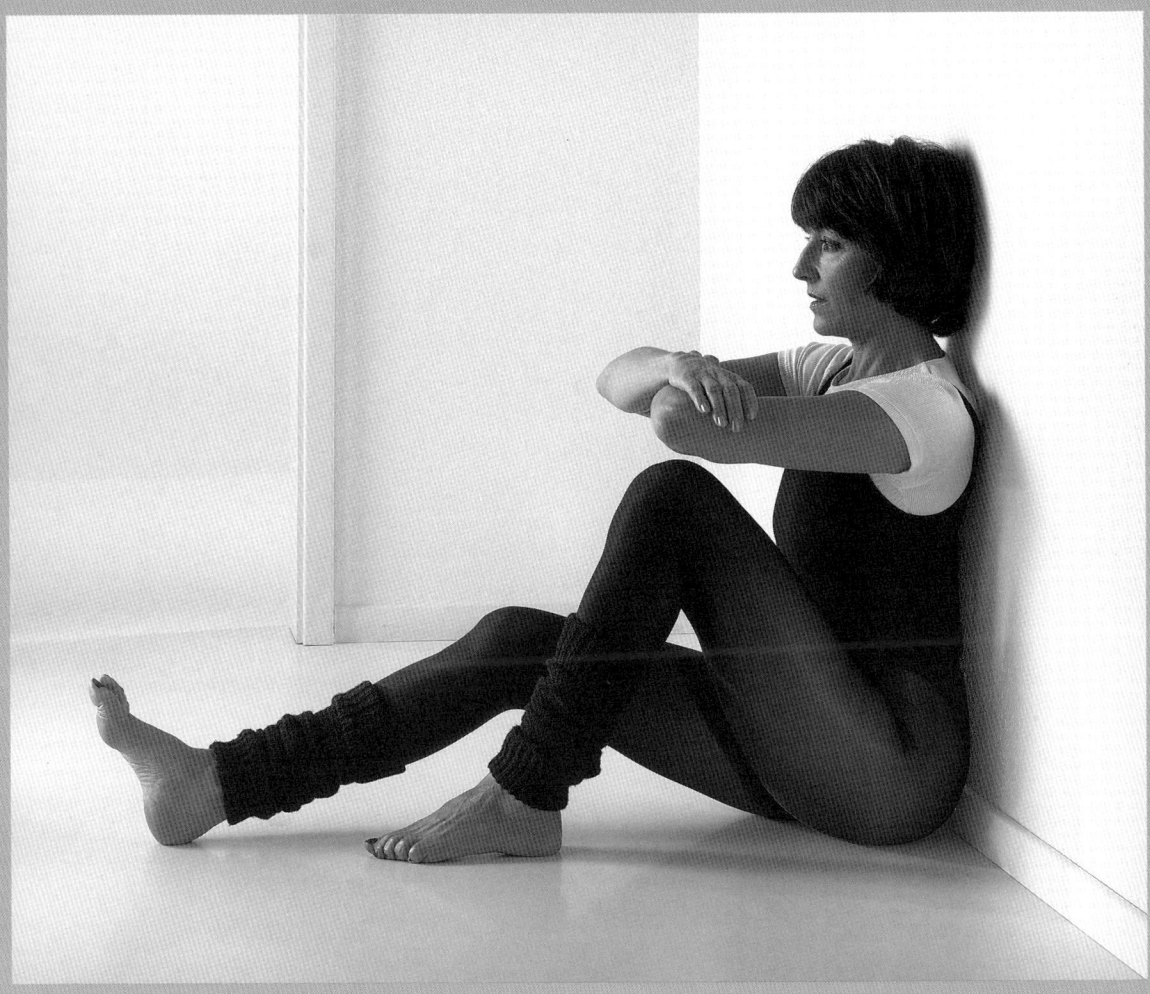

Aufrecht sitzen. Sie können an einer Wand lehnen: Gesäß und Sitzknochen richtig an die Wand schieben, Beckenboden aktivieren, Kronenpunkt ausrichten und aus dieser Länge Wirbel um Wirbel an die Wand führen (nicht drücken!). Halswirbel frei und hoch, der Kopf thront schwerelos obenauf. Mund nicht schließen, Zunge an den Gaumen legen, Kinn entspannen.

Arme auf Schulterhöhe vor dem Körper verschränken. Armkugeln nach außen-unten entspannen. Das rechte Bein nicht ganz ausstrecken, zwischen Knie und Boden sind etwa 20 cm Zwischenraum. Ferse aufsetzen. Fuß flex, die Zehen zeigen entspannt zur Decke. Das linke Bein eng anwinkeln, das Knie ragt zur Decke.

Die rechte Ferse in den Boden stoßen, das Gefühl ist Ihnen ja nun vertraut. In kleinen, rhythmischen Pulsen stoßen, leicht lösen, stoßen. Der Beckenboden ist dabei unentwegt in Aktion, mal mehr, mal weniger (nie ganz lösen). Mindestens 10mal, auf 30 Pulse steigern. Die ganze Kraft kommt aus dem Beckenboden. Der vordere Oberschenkel macht nichts. Ist der vordere Oberschenkel steinhart, stimmt etwas an der Position nicht, oder Sie haben noch zuwenig Kraft an der Basis.

Seite wechseln.

Steigerungen:
Die Arme im Brustturm
(Bild oben).

Das angewinkelte Bein innen oberhalb der Kniekehle fassen, die Schultern noch mehr nach außen-unten entspannen und den Rücken hochziehen. Zug halten (Bild Mitte). Das Bein wieder aufheben.

Die anspruchsvollste Variante: Das Bein leicht vom Boden heben, nicht durchgestreckt, Fuß flex, und pulsieren: Den Beckenboden noch mehr aktivieren, leicht lösen, voll aktivieren, leicht lösen. Das ergibt die Kettenreaktion vom Beckenboden zur Ferse, die Sie bereits kennen. Anfangs sind meist nur zwei, drei Pulse möglich. Aufhören. Morgen schaffen Sie schon das Doppelte oder Dreifache. Diese Art der verschraubten Bewegung ist erstens absolut sicher und daher zweitens unglaublich effizient (Bild unten).

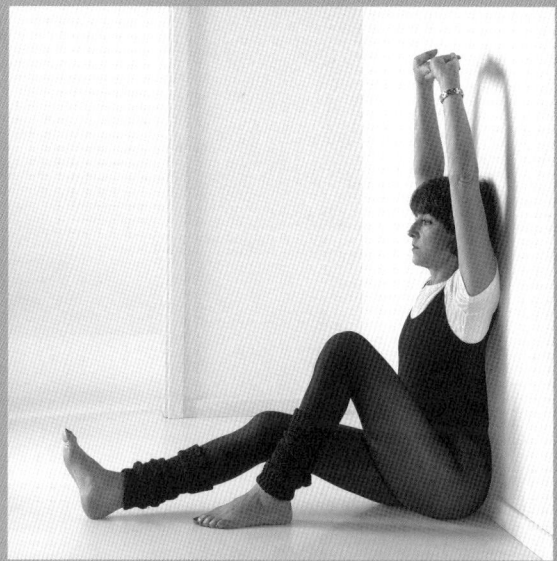

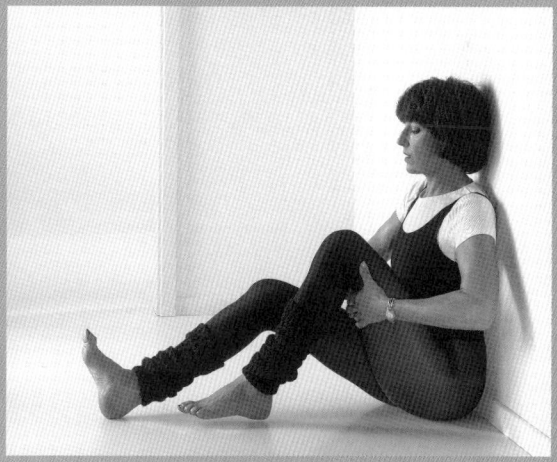

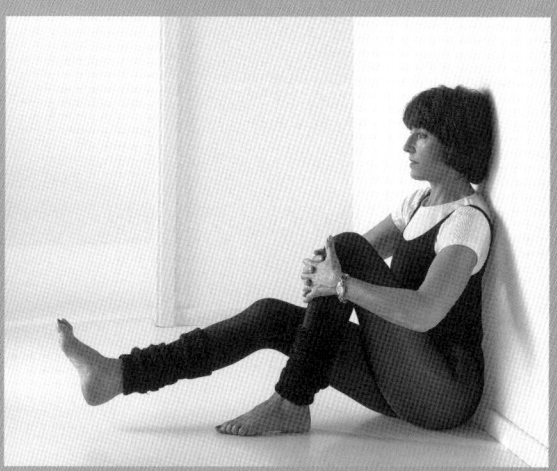

Dynamoliegestütz

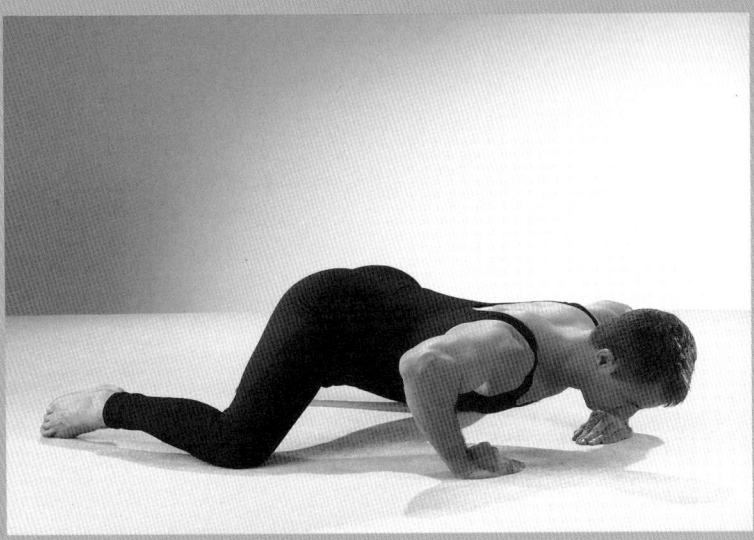

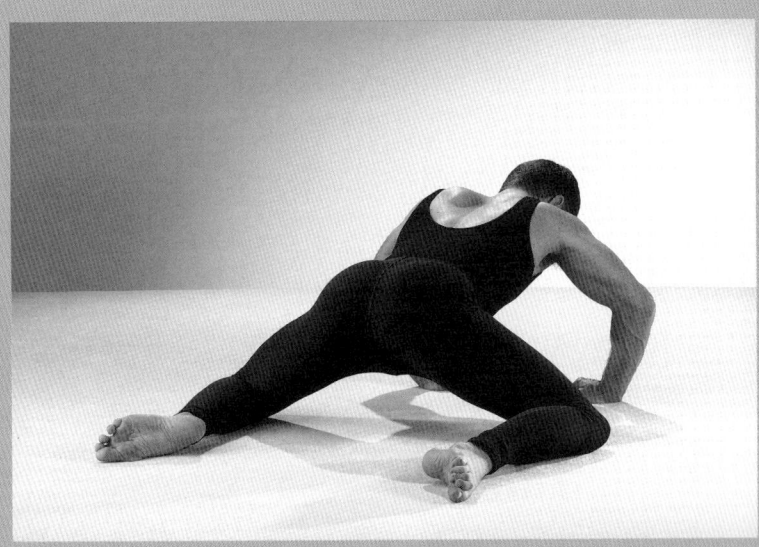

Auf einer weichen Unterlage knien, die Knie so weit auseinander, wie es geht. Auf die Hände stützen (wie beim Vierfüßler): Hände schauen zueinander nach innen, die Ellbogen sind weich und ziehen so weit auseinander, bis Sie den Kraftpunkt im Rücken spüren. Der Beckenboden ist voll aktiviert. Den unteren Rücken entspannen, das Steißbein fließt sanft nach hinten, der Kronenpunkt zieht nach vorn, die Schulterblätter liegen flach am Körper an.

Den voll gedehnten Oberkörper zwischen den Armen senken, so weit es geht. Winzige Bewegungen auf und ab machen. Mit 3 oder 5 solchen Minibewegungen anfangen, auf 20 steigern.

Tip!
Das ist eine Challenge für Ihren Beckenboden: Er macht die Hauptarbeit, zusammen mit dem voll gedehnten, ganz geraden Rücken. Die Arme spielen Nebenrollen.

Steigerung:
Mit dem Beckenboden links und rechts unabhängig voneinander kleine Rückwärtskreise zeichnen. Das fühlt sich an, als führen Sie rückwärts Rad. Die Bewegung ist winzig und sehr kontrolliert. Fangen Sie mit ein paar Wiederholungen an, und steigern Sie mit wachsender Kraft.

Die Grundposition beibehalten für die folgende Dehnung.

Dynamostretch

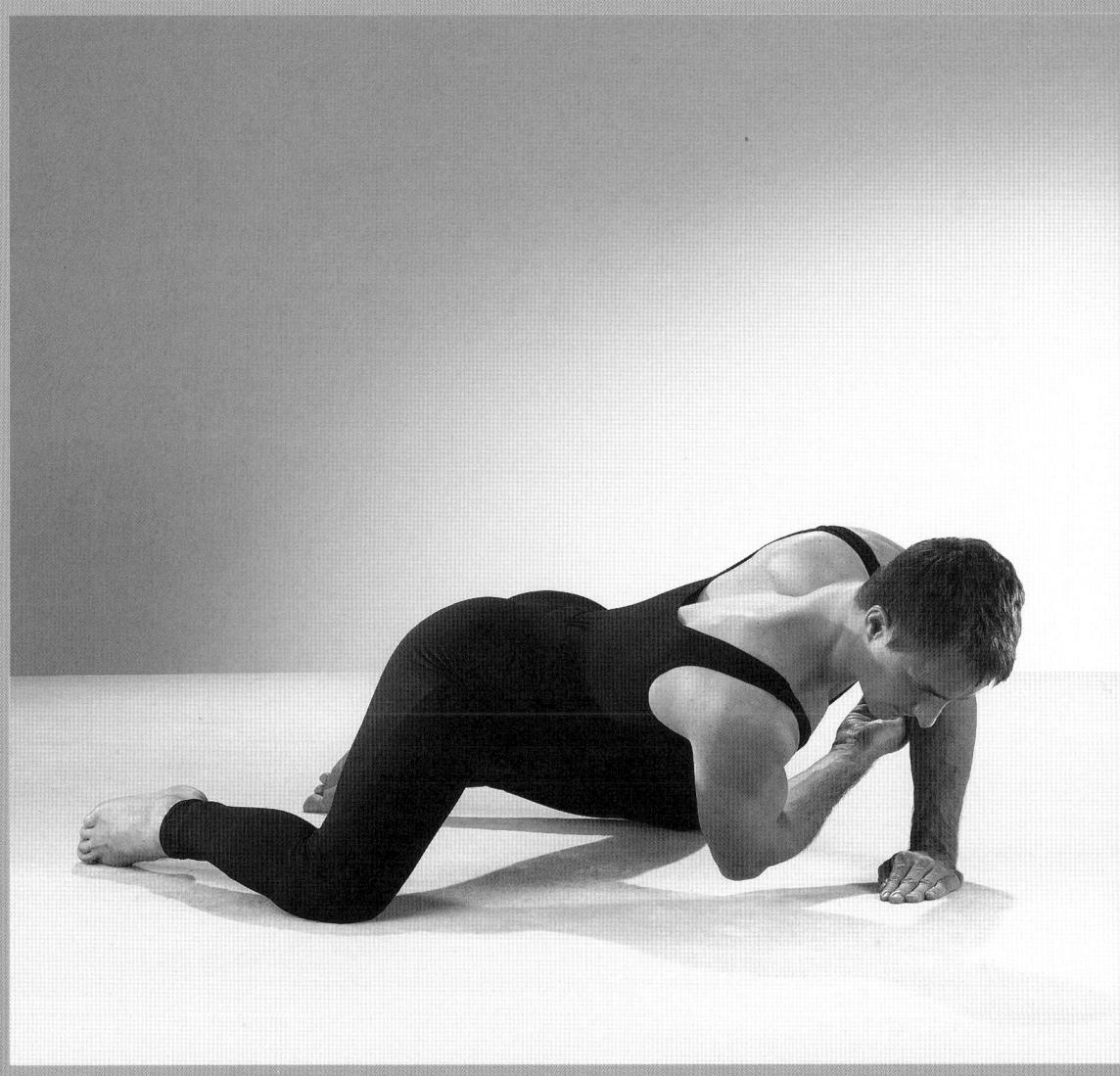

Direkt aus der Position der Dynamoliegestütze: Wirbelsäule
ist zwischen Beckenboden und
Kronenpunkt voll aufgespannt.
Die Arme unter den Schultern
auf die nach innen gerichteten
und leicht gewölbten Hände ge-
stützt. Schultern außen-unten
entspannt geparkt, Hals,
Nacken lang, offen und leicht.

Jetzt den rechten Arm vor dem
Körper nach links ziehen, hinter
dem linken Arm durch die Öffnung. Der Körper geht nicht
mit. 3 Atemzüge halten, zurück,
Seite wechseln.

Gleichgewicht

Tip!

Am besten geeignet ist ein Treppenabsatz, so können Sie sich anfangs, wenn das Gleichgewicht und die neue Ausrichtung noch nicht so stabil sind, am Geländer halten.

Auf der Stufe so stehen, daß nur die Zehen festen Halt haben. Die Ferse steht frei in der Luft. Knie sind locker. Beckenboden und Kronenpunkt aktivieren, die Wirbelsäule zwischen den Polen aus- und aufrichten. Das Steißbein zieht zusätzlich zum Boden. Das fühlt sich im Kreuz stabil und kraftvoll an. Arme auf Schulterhöhe verschränken, Armkugeln und Schultern nach außen-unten entspannen.

Wenn Sie das Gleichgewicht sicher gefunden haben: Die Ferse so tief senken, wie es nur geht, ohne an der Körperhaltung etwas zu verändern. Langsam bis 10 zählen. Wieder in die Horizontale kommen mit den Füßen, entspannen, wiederholen (mindestens 3mal, je öfter, desto besser).

Position für die nächste Übung beibehalten.

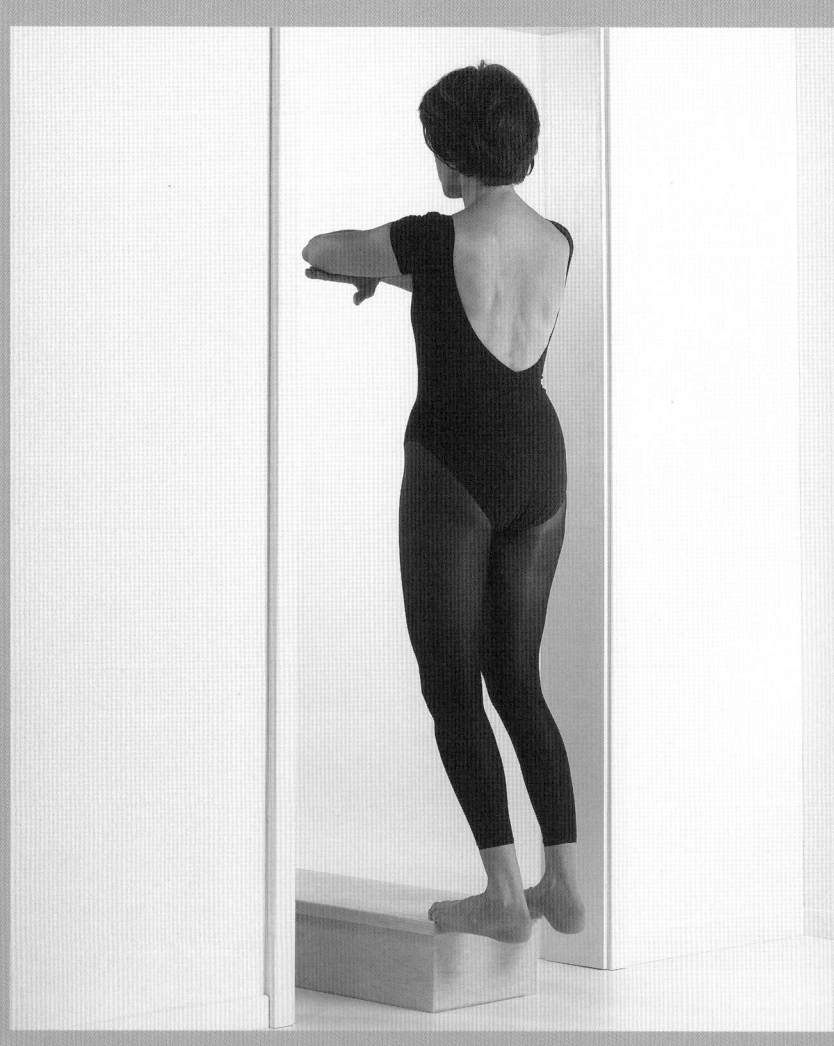

Beckenaufrichte

Direkt aus »Gleichgewicht« weiterfahren. Mit den gesenkten Fersen unabhängig mit den Beckenhälften die kleinen Kreise rückwärts ziehen, die Sie aus »Dynamoliegestütze« kennen. Den Rücken links nach hinten-unten ziehen, den Beckenboden auf dieser Seite voll aktivieren und nur mit der linken Hälfte des Beckens einen kleinen Kreis nach vorne-oben ziehen. Auf der rechten Seite

genauso verfahren. Sobald Sie die Bewegung beherrschen, wird sie weich und fließend – und ist die beste Trockenübung für den anatomisch richtigen Gang. Sie haben die ultimative Aufrichtung zum Menschen geschafft.

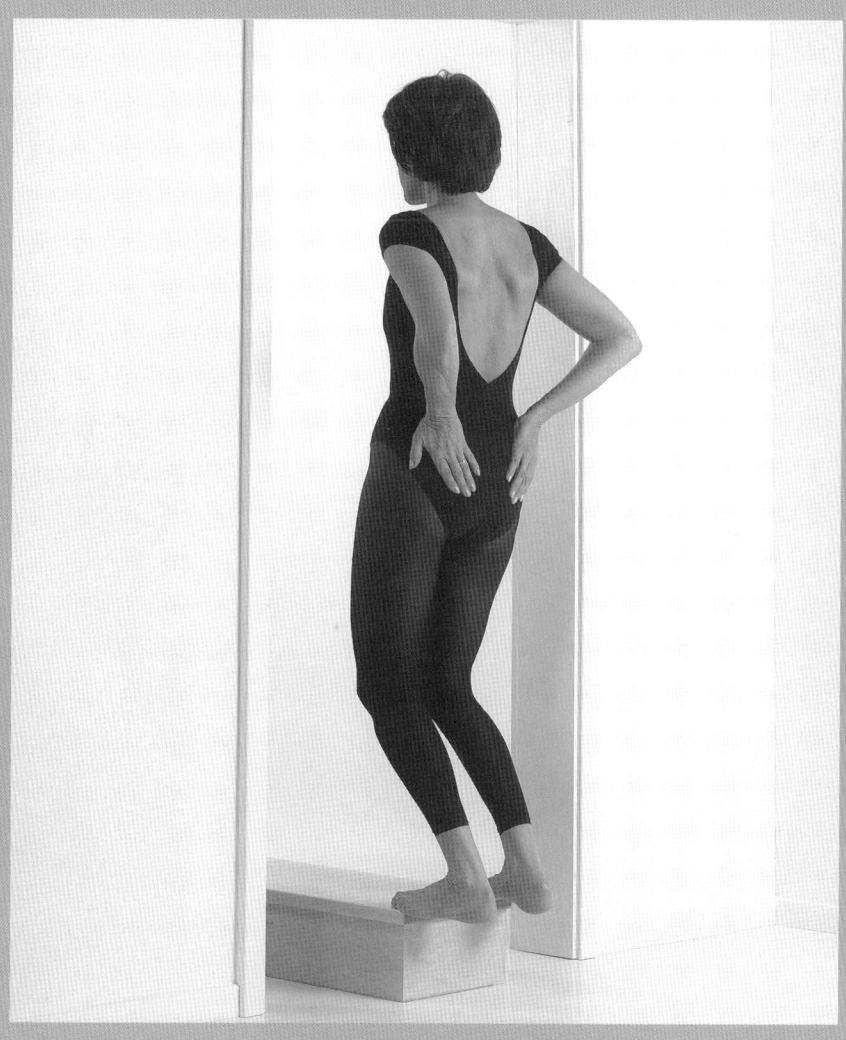

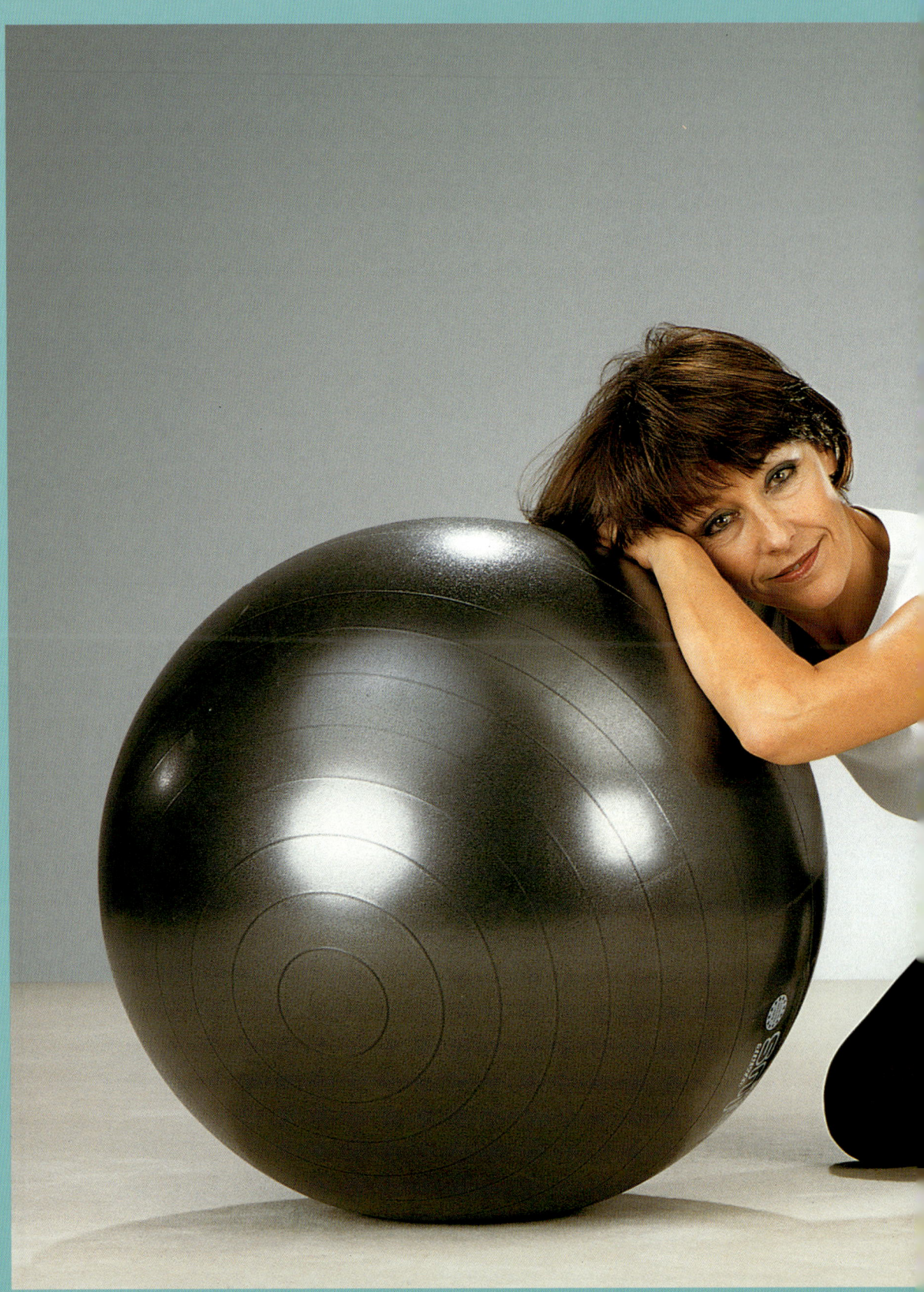

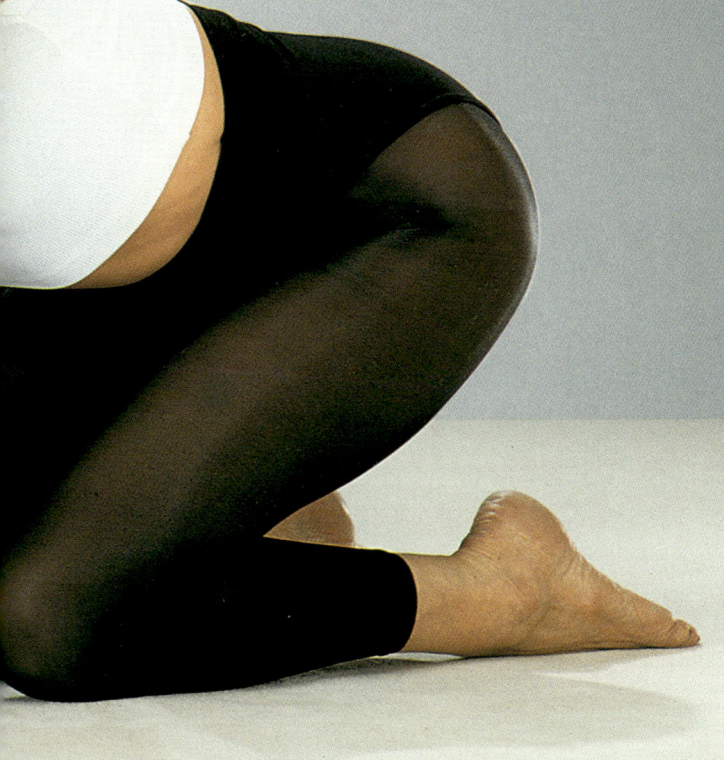

Rücken-SOS!

Wenn Sie sich überanstrengt haben, wenn Sie beim Sport eine »falsche« Bewegung gemacht haben, wenn Sie etwas anatomisch ungünstig gehoben haben, wenn Sie im Stehen die Socken (Strümpfe, Schuhe) angezogen haben und sich die Hexe regt, wenn sich die Muskeln aus irgendeinem Grund am Rücken, an den Hüften, im Schultergürtel verspannt haben: Diese Notfallübungen helfen.

Gottesanbeter

Fersensitz, Knie geschlossen oder geöffnet, das spielt keine Rolle. Gewicht gut auf die Unterbeine verteilen, so sind die Knien entlastet. Arme im Turm über dem Kopf ausstrecken, die Armkugeln und Schultern gut nach unten-außen setzen und gleichzeitig den Beckenboden aktivieren. In einem gespannten, großen Bogen den Oberkörper nach vorne einrunden. Der Hals ist vollkommen entspannt. Hände lösen und nach vorne dehnen, die Schultern bleiben aber, wo sie sind. Steißbein nach hinten dehnen, so weit es geht. Dehnung halten, solange sie Ihnen wohltut. Lösen.

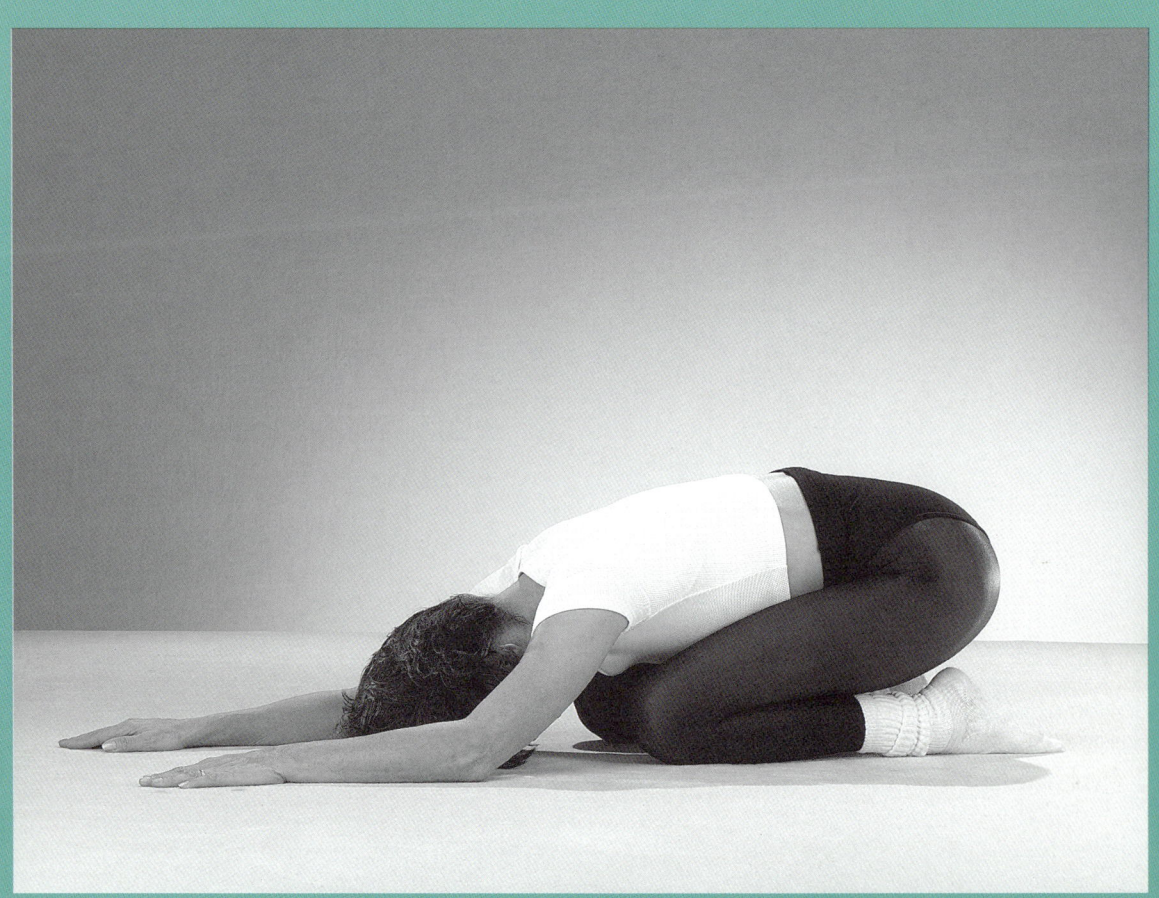

Atlasrolle

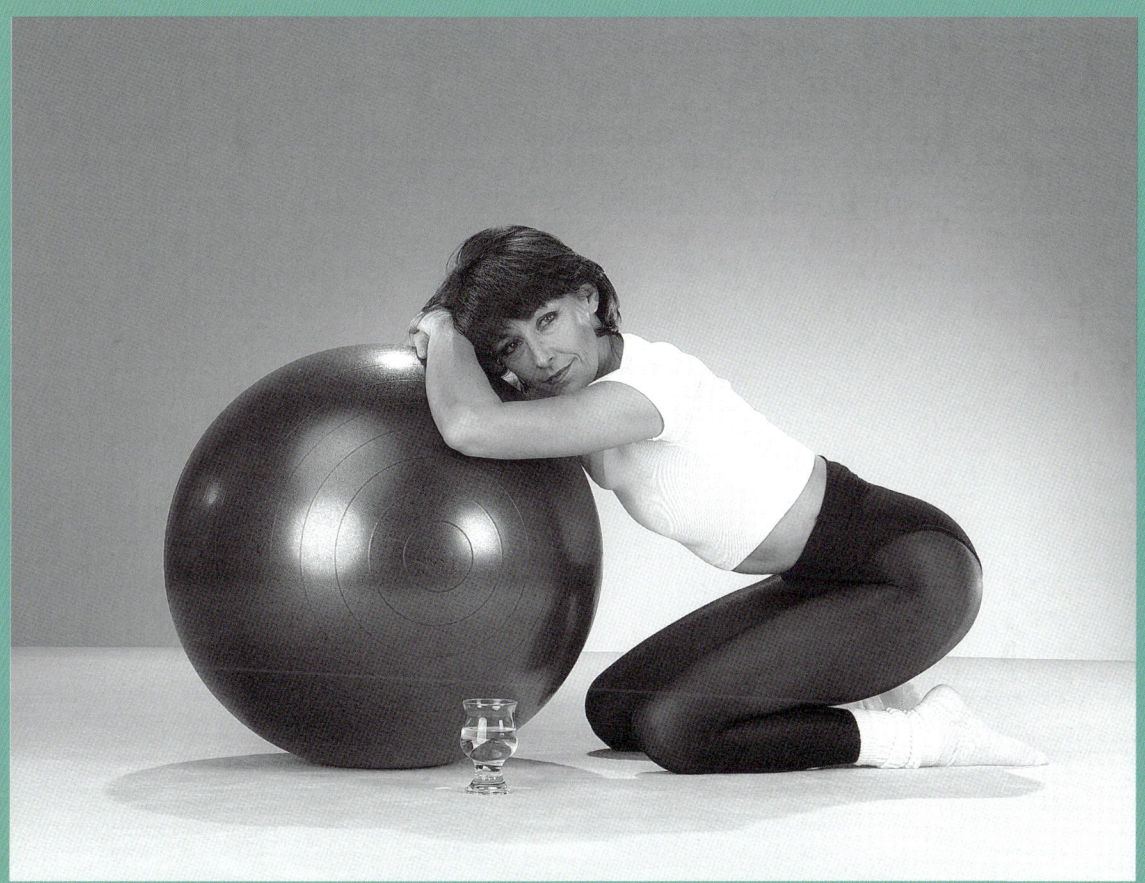

Haben Sie einen großen Gymnastikball? Dann ist diese Übung für Sie: Fersensitz, Knie geschlossen oder offen, wie es Ihnen gefällt. Oberkörper auf den Ball legen: Arme verschränkt, Stirn auf die Arme legen.

Beckenboden aktivieren, Steißbein gerade nach hinten-unten ziehen. Rücken entspannen und gleichzeitig dehnen, indem Sie den unteren Teil des Rückens nach hinten fließen lassen, ab der Taille in den Kronenpunkt »verlängern«, wie eine Perlenkette, die Sie ausziehen.

Nun rollen Sie den Ball langsam, sehr langsam und zart nach vorn. Der Kopf geht mit. Dabei wird die Halswirbelsäule lang gedehnt. Ziehen Sie den Ball wieder in die Ausgangslage zurück, der Kopf geht mit. Der Rücken ist lang, entspannt, frei.

Wenn Sie spüren, wie der Kopf ganz leicht vor- und zurückwiegt und wie der oberste Halswirbel (Atlas) immer freier wird, machen Sie es genau richtig.

Tip!
Behutsam anfangen, mit 3 bis 5 »Wiegen«. Langsam steigern. Wenn Sie den Fersensitz nicht einnehmen können: Bequem im Schneidersitz geht es auch.

Wenn Sie die Übung so entspannt machen können wie Chantal im Bild: Gratulation!

Kniefall

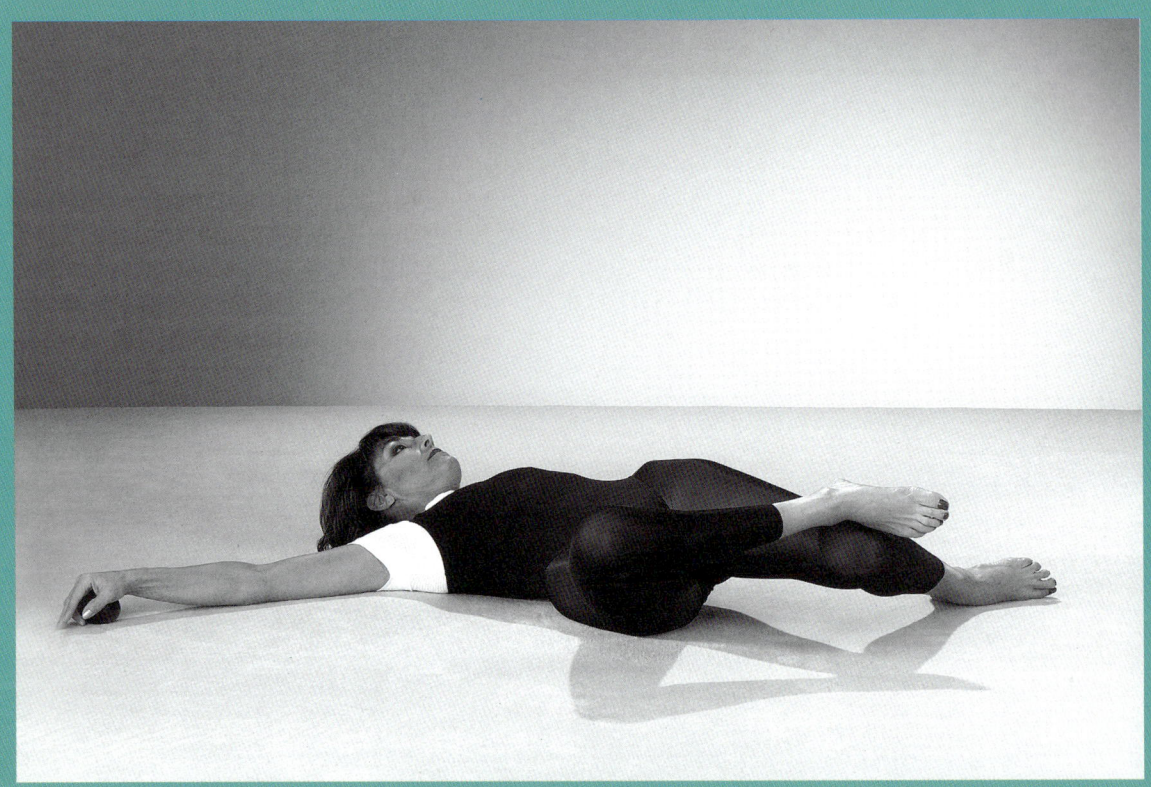

Rückenlage. Beine angewinkelt.
Füße hüftweit auseinander,
Großzehengelenk und Außenseite der Ferse in gutem Bodenkontakt. Arme auf Schulterhöhe
seitlich ausstrecken oder
anwinkeln.

Tip!
*Wenn Ihre Unterarme nicht
auf den Boden kommen: Armkugeln bewußt nach unten-
außen entspannen. Ist eine
Operation die Ursache der ein-
geschränkten Mobilität, können
Sie die Hände auf kleine Kissen
oder einen Softball legen.
Wichtig ist, daß Sie die Schultern, Arme, Handgelenke entspannen können.*

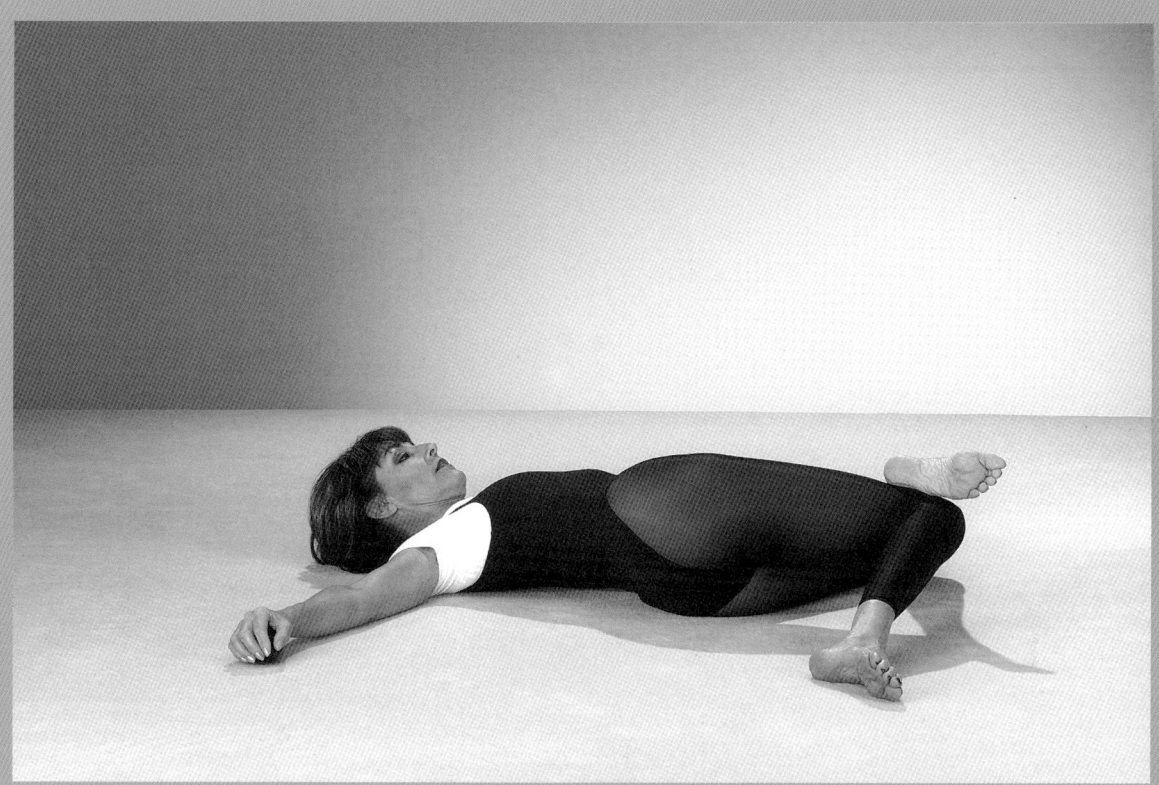

Den rechten Fuß über das linke Knie legen. Fuß schön ausrichten. Beckenboden aktivieren, die rechte Hüfte entspannen und aus dem Beckenboden den rechten Oberschenkel zart, aber bewußt und eindeutig nach außen rotieren lassen. Mit dem rechten Fuß das linke Bein nach rechts in Richtung Boden ziehen. Der Beckenboden ist voll aktiviert. Versuchen Sie, das linke Kreuzbein bewußt nach unten zu ziehen. Das intensiviert die Dehnung und schützt den Rücken.

Achtung!
Nicht zu sehr drücken mit dem rechten Fuß. Die Dehnung soll intensiv und angenehm sein.

Tip!
Wenn Sie sehr beweglich sind oder wenn Sie den Hüftbeuger (Iliopsoas) gezielt dehnen möchten: Mit den linken Fuß auf dem Boden nach hinten rutschen, bis der linke Oberschenkel gedehnt und die gewünschte Dehnung erreicht ist.

Behutsam zurück in die Ausgangslage, Seite wechseln.

Kreuzfidel

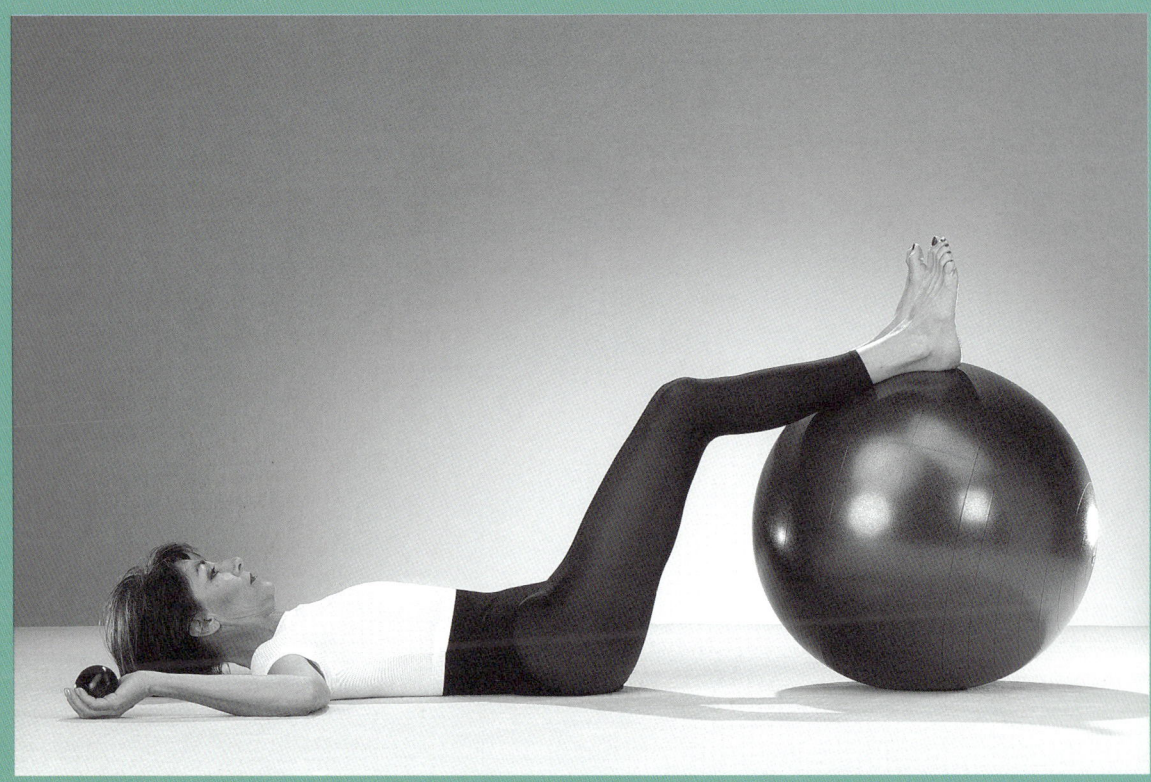

Auf dem Rücken liegen, die Füße sind hüftweit auseinander und liegen locker auf dem Ball. Idealerweise liegt Ihr Kopf auf dem Tennisball. Leicht ins Hohlkreuz, Beckenboden aktivieren, den Rücken lang und weich in die Unterlage fließen lassen, die Verlängerung ist bis in den Kronenpunkt spürbar. Wiederholen, insgesamt mindestens 3 mal.

Der Beckenboden bleibt aktiviert, während Sie mit den Beinen sanft und langsam auf dem Ball hin- und herwiegen. Wenn Sie sich an die Position und an das leichte Vibrieren der Beine gewöhnt haben, können Sie die Fersen senkrecht leicht in den Ball stoßen. Spüren Sie, wie sich die Beckenschaufeln im Rücken zur Seite öffnen. Atmen Sie dahin, ins Kreuz, öffnen Sie Ihr Kreuz bewußt. Entspannt bleiben.

Kreuzöffner

Tip!
Diese Übung ist geeignet für Verspannungen im oberen Rücken. Wenn Sie Probleme in der Lendenwirbelsäule oder mit den Iliosakralgelenken haben, empfehle ich Ihnen den »Knie-fall« (Seite 106).

Rückenlage. Beine angewinkelt. Arme auf Schulterhöhe bequem angewinkelt und eventuell unterlegt.

Füße, Knie, Hüfte in einer Linie ausgerichtet, Füße entspannt am Boden, das Großzehengrundgelenk und die Außenseite der Ferse »erden«. Drehen Sie den Oberkörper auf die rechte Hüfte. Die rechte Ferse aufsetzen und nach vorne schieben, bis das Bein gestreckt ist. Fuß flex.

Das linke Knie zur Brust hochziehen, so hoch es geht, ohne den linken Sitzhöcker vom Boden zu heben. Jetzt das linke Knie über das rechte Bein legen; das Kissen unter dem Fuß schwächt den Zug etwas ab. Der Drehung mit der Brustwirbelsäule an Ort folgen. Die Schultern bleiben am Boden.

In die Dehnung atmen. Halten, solange Sie sich wohl fühlen. Das ist bei einem Menschen 10, 15 Sekunden, bei einem anderen 1 Minute. Ausprobieren und herausfinden, was Ihnen guttut. Linkes Knie wieder zur Brust ziehen, behutsam zurück in die Ausgangslage und Seite wechseln.

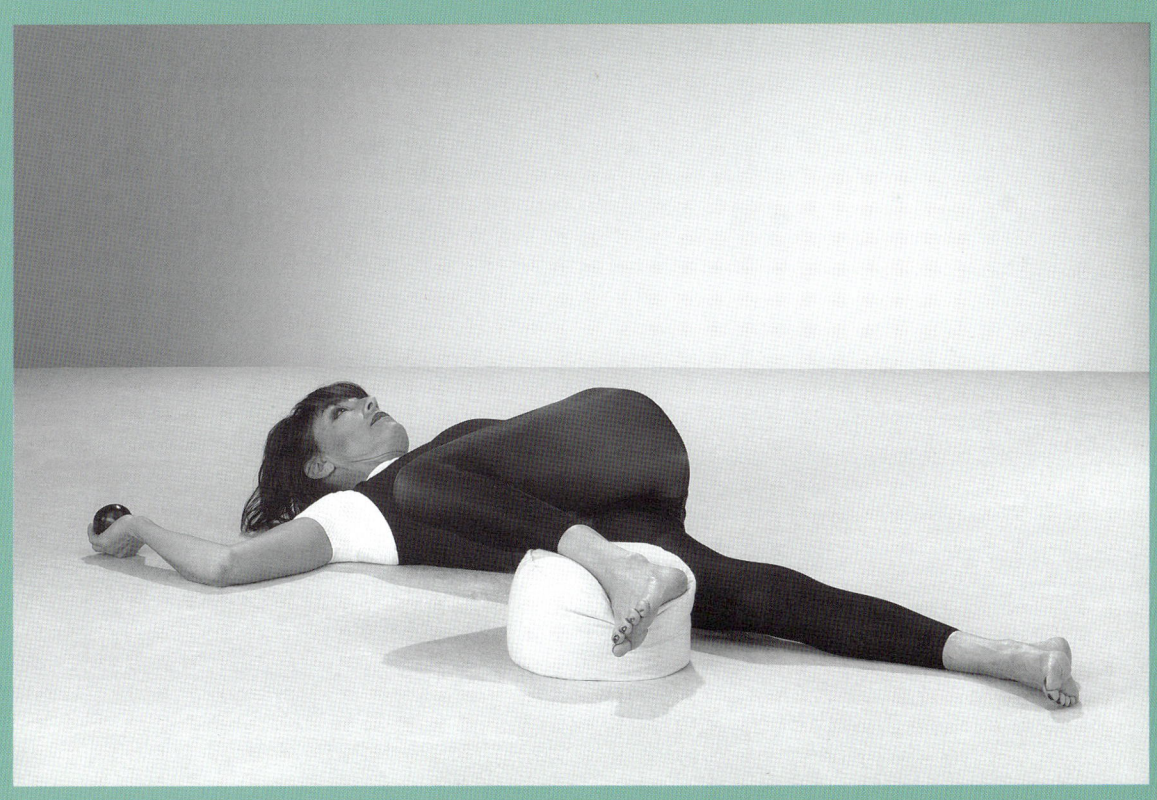

Perlenkette

Rückenlage, Beine angewinkelt, Füße hüftweit auseinander. Leicht ins Hohlkreuz. Beckenboden aktivieren, Steißbein zu den Fersen ziehen, gleichzeitig den Beckenboden über den Anus zum Steißbein hochziehen, den Rücken zurückfließen lassen in die Unterlage. Wenn der Kopf auf dem Tennisball liegt, kann sich die Dehnung von selbst bis in den Kronenpunkt fortsetzen.

Die Wirbelsäule muß vollkommen gedehnt sein, dann runden Sie das Becken mit der Kraft des Beckenbodens in großem Bogen in Richtung Nabel (oder das Schambein, was als Bild für Sie funktioniert). Sie runden und runden an Ort, wie von selbst, sich ein, maximal drei Wirbel behutsam vom Boden heben.

Jetzt pulsieren Sie mit dem Beckenboden, voll aktivieren, leicht lösen, noch mehr aktivieren, leicht lösen, und bei jedem Puls wird der untere Rücken noch runder. Der Rest der Wirbelsäule liegt so leicht auf, als wollte sie gleich davonfliegen. Der Bauch ist weich, absolut weich und entspannt, er ist auch warm, und es fühlt sich an, als fließe er durch die Wirbelsäule hindurch.

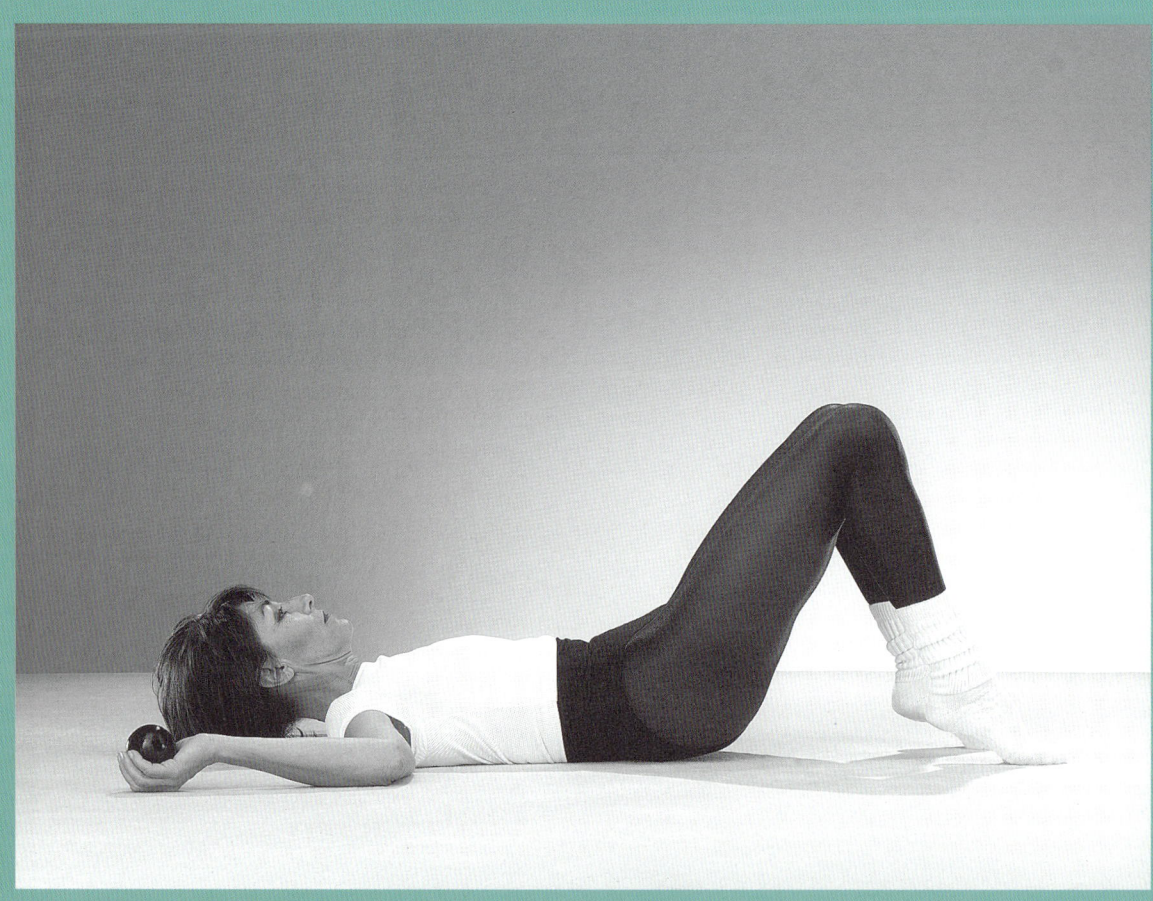

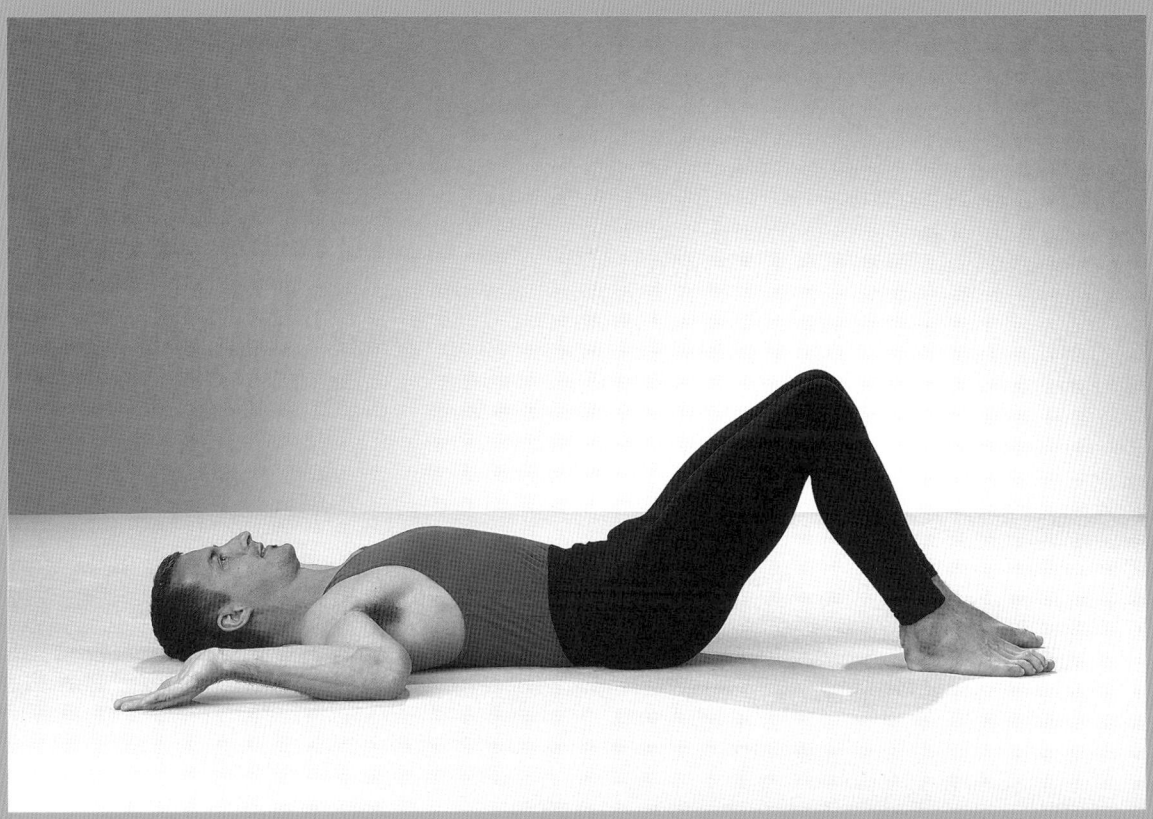

Tip!
Die Übung löst Verkrampfungen im Kreuz, dehnt die Muskeln an und um die Hüften, die Muskeln des unteren Rückens. Sie weckt die Wahrnehmung für diese Körperregion, kräftigt den Beckenboden und formt auch noch den Po.

Zurück in die Ausgangslage wie Sie hochkamen: Beckenboden aktivieren, Wirbelsäule langziehen, aus dieser Länge einen Wirbel zurücklegen, dann den nächsten, den nächsten, langsam, behutsam, sorgfältig und liebevoll. Es ist Ihr Rücken, Sie haben nur diesen einen. Also, behandeln Sie ihn gut

Baumkrone

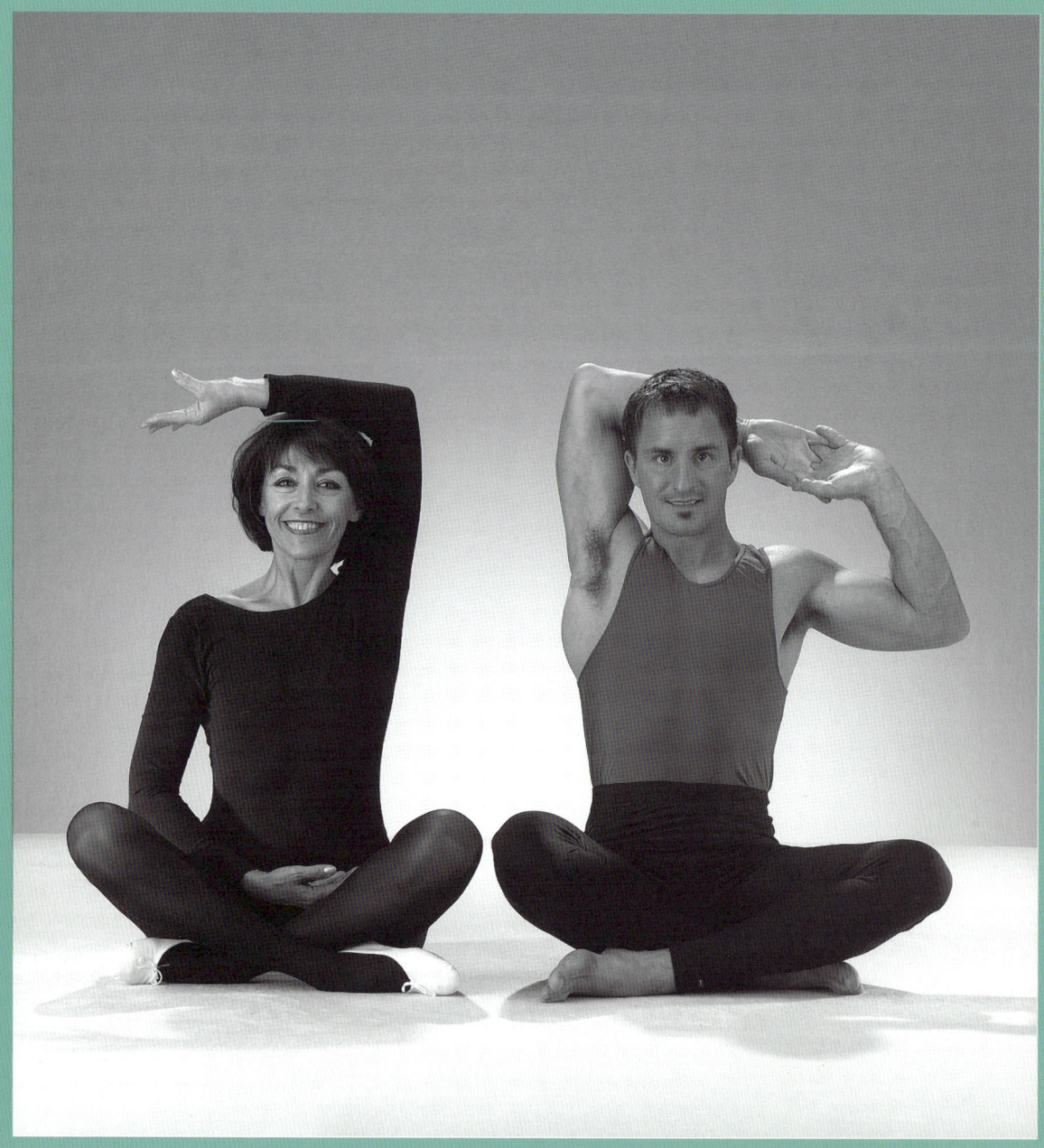

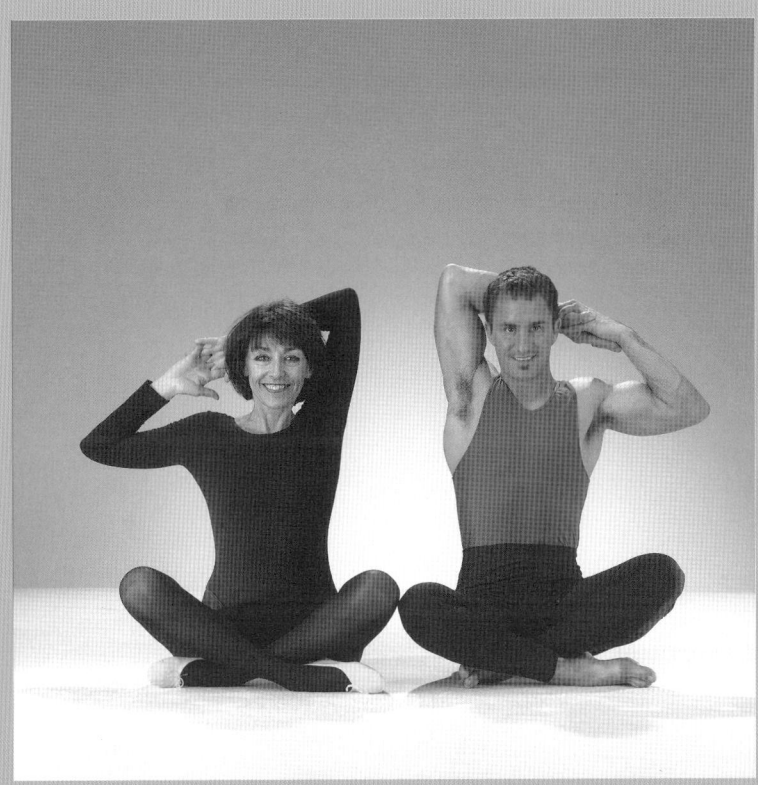

Schritt 1
Schneidersitz. Die Füße »stehen« möglichst auf der Außenkante wie bei Chantal, werden also nicht wie beim Yoga-Lotussitz verdreht. Beckenboden und Kronenpunkt aktivieren. Den unteren Rücken nach unten verlängern, ab der Taille nach oben.
Der rechte Arm ruht entspannt auf dem Oberschenkel, Handfläche schaut zur Decke. Den linken Arm auf Schulterhöhe anwinkeln. Die Armkugel nach außen-unten entspannen und in dieser Position halten, während Sie den gebeugten Arm über den Kopf heben. Der Oberarm steht absolut senkrecht in die Luft.

Handfläche zur Decke drehen und in kleinen, kontrollierten Impulsen in Richtung Decke stoßen. Mindestens 10mal, Seite wechseln.

Tip!
Wenn Sie den Arm nicht senkrecht nach oben stellen können, und es dafür keine Gründe wie Operationen, Narben etc. gibt: Armkugel noch mehr entspannen, noch mehr, noch mehr. Bis es geht.

Schritt 2
Den rechten Arm ebenfalls heben, bis sich die Hände hinter dem Kopf verschränken können. Den rechten Ellbogen

gerade nach rechts ziehen, bis der linke Arm senkrecht in die Luft steht. Nun gleichzeitig den rechten Ellbogen nach rechts, den linken steil zur Decke ziehen, bis Sie die größtmögliche Dehnung erreichen. 3 Atemzüge halten.

Seite wechseln. Sie können entweder mit dem anderen Arm zurück zu Schritt 1 oder gleich aus Schritt 2 einfach die Position der Arme verändern, indem Sie den linken Ellbogen nach links ziehen, bis der rechte steil in die Luft steht. Fragen Sie bitte Ihren Körper, wie er es gerne mag.

Wachstropfen

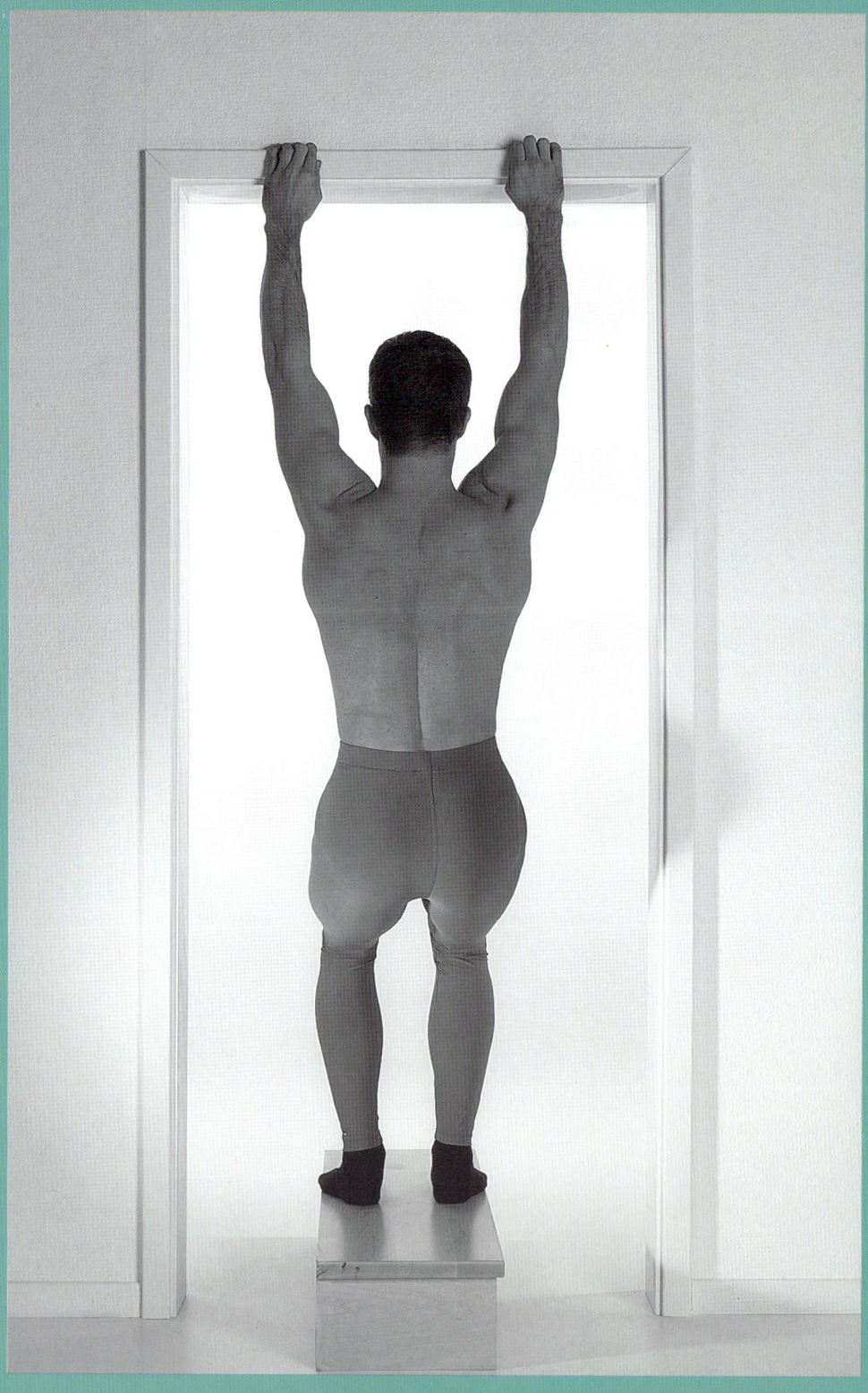

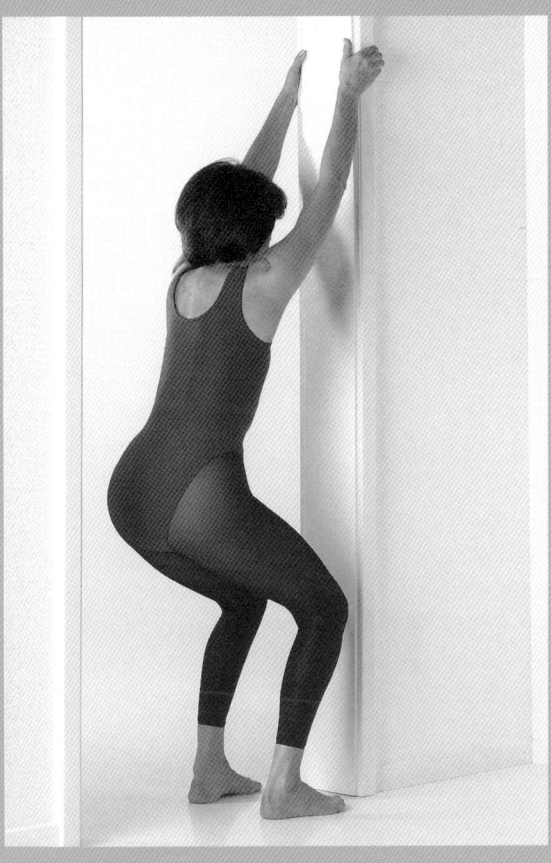

Sie können diesen Notfall-stretch in jedem Türrahmen machen. Stellen Sie sich in den Rahmen, die Füße hüftweit auseinander und anatomisch stabil ausgerichtet, indem Sie das Großzehengrundgelenk und die Außenseite der Ferse belasten. Fassen Sie mit den Händen den Rahmen und gehen Sie in die Knie *(Gesäß bleibt über Kniehöhe, wird es weiter gesenkt, kann es die Knie belasten).*

Schultern nach außen-unten entspannen. Beckenboden aktivieren, Kronenpunkt aktivieren, die Wirbelsäule dazwischen aufspannen. Jetzt den Becken-boden entspannen, den unteren Rücken nach unten fließen lasen, als fließe warmes Gold aus Ihrem Steißbein. Entspannen.

Remo steht auf einem Fuß-schemel, weil er sich besser entspannt, wenn er tiefer in die Knie gehen kann. Groß-gewachsene brauchen keine Hilfe.

Variante: Rahmen des Türblattes fassen, so tief es geht in die Knie. Die Wirbelsäule zwischen Beckenboden und Kronenpunkt aufspannen. Schultern, Rücken entspannen. Jetzt auch den Beckenboden lösen und das Steißbein wie Wachse in den Boden tropfen lassen.

Rücken gut, alles gut

Die neuen Bewegungsabläufe, das wiedergefundene Körperwissen lassen sich vorzüglich in den Alltag einbauen. Dazu ist er eigentlich gedacht, der Alltag. Mit integriertem Beckenboden und gedehnter Wirbelsäule ist Schwimmen eine Wohltat für den Rücken. Aber nur so. Im frisurschonenden Alte-Dame-Stil ist es rückenschädlich.

Spüren Sie nach dem Golfspiel immer öfter schmerzhaft die Lendenwirbelsäule? Holen Sie Ihren Swing künftig aus der Brustwirbelsäule, statt aus den Hüften.

Krafttraining mit aufgerichtetem Rücken und bewußt gesetzten Schultern bringt den vielfachen Nutzen in halber Zeit. Setzen Sie sich so in die Maschinen, wie Sie es mit dem Rückenprogramm gelernt haben. Am Anfang werden Sie hin und wieder in das alte Muster zurückfallen, werden aus purer Gewohnheit den Rücken in den Sitz drücken und den Bauch anspannen. Ihr fortgebildeter Körper wird sich zu wehren wissen.

Egal, ob beim Radfahren, Rudern, Schlitteln, Skifahren: Die neue Haltung schenkt Ihnen alles, was Sie sich wünschen, mehr Stil, mehr Tempo, mehr Spaß, mehr Nutzen, mehr Fitneß.

Sie können auf dem Bürostuhl, im Sofa, beim Autofahren die Rückenmuskulatur trainieren – mit dem aufrechten Sitzen. Versuchen Sie mal diesen Trick auf einer langen Autofahrt: auf einen Tennisball setzen, das Gesäß tief ins Polster drücken, Wirbel um Wirbel am Sitz aufrichten. Und jetzt die kleinen Raddampferbewegungen machen. Sie werden staunen, wie wach, frisch und unermüdlich Sie die Fahrt hinter sich bringen.

Rückversichert – das richtige Training nach dem Training

Haben Sie oft Schmerzen und Verspannungen nach Ihrem Lieblingssport – oder nach dem Sex? Bauen Sie die richtigen Muskeln auf. Damit Sie wieder herzhaft mitmachen können.

AEROBICS

Ziel: Die tiefsten Schichten der Muskulatur aktivieren – Schutz für Wirbelsäule und Gelenke.
Weg: Die Übungen der Gruppen 2 und 4 sind besonders hilfreich.

BALLETT

Ziel: Rücken geschmeidig stärken, Knie stabilisieren, Nacken entkrampfen, Ausrichtung Torso (Brustbein, Rippen geschmeidig halten).
Weg: Die Übungen der Gruppen 1 und 3 unterstützen die Geschmeidigkeit hervorragend und helfen Ihnen, jederzeit aus den Ballettposen in die optimale Alltagshaltung zu wechseln.

FUSSBALL

Ziel: »Vertikale Kraft«. Verkürzte Muskeln dehnen. Koordination optimieren.
Weg: Die Übungsgruppen 1, 4 und 6 sind ideale »Gegenbewegungen« und Dehnungen zu den Belastungen auf dem Spielfeld.

GOLF

Ziel: Die Lendenwirbelsäule stabilisieren, die Brustwirbelsäule mobilisieren. Koordination, Gleichgewicht und Stabilität stärken. Einseitigkeit vorbeugen.
Weg: Die Übungen der Gruppen 2, 4, 6 schaffen Ausgleich zum einseitig belastenden Sport.

GYMNASTIK

Ziel: Kraft für die Muskeln, Beweglichkeit für die Gelenke, Koordination für die Bewegungsabläufe.
Weg: Stellen Sie sich Ihr persönliches Kurzprogramm aus allen sechs Gruppen zusammen, möglichst abwechslungsreich.

HANDBALL, VOLLEYBALL

Ziel: Koordination der Bewegungen, Lendenwirbel stabil, Brustwirbel mobil. Geschmeidigkeit der Brustwirbel und Rippen für schnelle, gefahrlose Drehungen. Aufspannung zwischen Beckenboden und Kronenpunkt, Kopfhaltung.
Weg: Die Gruppen 3 und 6 bringen die geschmeidige Kraft, die Sie brauchen.

JOGGEN

Ziel: Anatomisch richtiger Ablauf der Bewegungen von Sohle bis Scheitel. Kräftigung der Skelettmuskulatur. Einsatz des Beckenbodens. Koordination der Wirbelsäule.
Weg: Die Übungen der Gruppen 3 und 5 sollten Ihnen ans Herz wachsen.

KRAFTTRAINING MIT GEWICHTEN

Ziel: Vertikale Ausrichtung der Wirbelsäule. Stärkung der tiefsten Schichten der Muskulatur für die Stabilisierung des Skelettes. Optimale Ausrichtung Becken, Schultern, Kopf.
Weg: 1, 3 und 4 werden Ihre Körperwahrnehmung verändern. Sofortnutzen an den Kraftmaschinen.

LANGLAUF

Ziel: Koordination der Bewegungen im Zusammenspiel von Wirbelsäule, Becken, Beinen, Armen. Kräftigung der tiefliegenden Muskulatur. Schlanke Muskelkraft.
Weg: Bauen Sie die Übungen der Gruppe 5 in Ihr Training ein. Es funktioniert auch im Büro.

RADFAHREN

Ziel: Kräftigung der Muskulatur des Beckenbodens, der Hüften, des unteren Rückens. Optimale Ausrichtung der Wirbelsäule von Steißbein bis Kronenpunkt während des Fahrens.
Weg: »Die Wirbelsäule neu ausrichten«, Gruppe 1, vermittelt Ihnen ein ganz neues »Radlfeeling«.

REITEN

Ziel: Die »Mitte« – den Beckenboden – entdecken, kräftigen, optimal einsetzen. Die Muskulatur der Beine und ihren Einsatz perfektionieren.
Weg: Die Powerübungen der Gruppe 6 mehren Ihre »Kraft aus der Mitte« schnell, sicher und nachhaltig.

RUDERN

Ziel: Aufspannung der Wirbelsäule, besonders Dehnung der Lendenwirbel. Koordination der Bewegungen der Beine, des Beckens, der Schultern.
Weg: Sie werden staunen, wie die Übungen der Gruppen 1, 3, 5 und 6 Ihre Wahrnehmung und die Harmonie Ihrer Bewegungen verändern und steigern.

SCHWIMMEN

Ziel: Schultern anatomisch richtig einsetzen. Rücken gedehnt stärken. Becken, Wirbelsäule optimal einsetzen.
Weg: Die Gruppen 1, 3 und 6 bringen Ihnen den Extranutzen.

SEX PROFITIERT AUCH

Ziel: Schmerzfreie Lust. Stärkung des Beckenbodens, der Hüft- und der Rückenmuskulatur.
Weg: Die Übungen der Gruppen 1 und 7 sind ideale Begleiter beim erotischen Tun und Lassen.

SKATING

Ziel: Bewegungskoordination, Kraft und Beweglichkeit des ganzen Körpers.
Weg: Picken Sie aus dem Rückenprogramm individuell die Übungen heraus, die Ihre Schwachpunkte stärken. Die schnellste Beinkraft gibt's in der Gruppe 6.

SKIFAHREN

Ziel: Die Koordination der Beine, der Hüften und des Rückens. Kräftigung der Hüft- und Oberschenkelmuskulatur. Mobilisierung der Brustwirbelsäule. Koordinierte Position der Schultern.
Weg: Gruppe 3 für Schulterfreiheit, Gruppe 6 für Beinkraft.

SNOWBOARD

Ziel: Kraft, Koordination, Gleichgewicht des ganzen Körpers. Stärkung des Stützkorsetts (Hüfte, Taille, Rücken, Bauch).
Weg: Die Gruppen 4, 5, und 6 sind optimal für Sie.

TANZ

Ziel: Entlastung der Füße und Beine durch die Beckenbodenmuskulatur, Aufbau vertikaler Kraft, Optimierung der Bewegungen der Wirbelsäule.
Weg: Verlassen Sie sich auf Ihre Wahrnehmung, und bauen Sie ein Kurzprogramm mit den Übungen, die Ihrem Körper, Ihrem Tanzstil entsprechen.

TENNIS

Ziel: Koordination der Körperhälften. Anatomische Ausrichtung der Schultern. »Muskelkorsett« in der Körpermitte kräftigen. »Fußarbeit« anatomisch optimieren.
Weg: Probieren Sie die Gruppe 6 aus, da warten ein paar Aha-Erlebnisse auf Sie. Gruppe 1 bringt Standhaftigkeit und Stabilität.

WANDERN

Ziel: Allgemeine Kräftigung der Stützmuskulatur. Stabilisierung der Lendenwirbel. Mobilisierung der Brustwirbel. Koordination der Beckenbewegungen. Ausrichtung der Füße, Beine, Knie.
Weg: Die Gruppen 5 und 6 koordinieren Ihre Gangart.

YOGA, DIE 5 TIBETER

Ziel: Aufspannung der Wirbelsäule mit Kräftigung der tiefsten Muskelschichten vor allem für die Rückwärtsflexion. Aktivierung des Beckenbodens zur Unterstützung der Kundalini.
Weg: Die Gruppen 1, 4 und 7 werden von »Yogis« und »Tibis« besonders geschätzt. Sie werden erleben und wahrnehmen, wie Sie Ihre geliebten östlichen Verrenkungen angenehmer, sicherer und effektiver machen können.

Wenn Sie sich für die wissenschaftlichen Grundsätze interessieren, auf denen das CANTIENICA®-Rückenprogramm ursprünglich basiert: Spiraldynamik International, Dr. med. Christian Larsen, Spiraldynamik AG, Martinsbergstr. 38, CH 5400 Baden

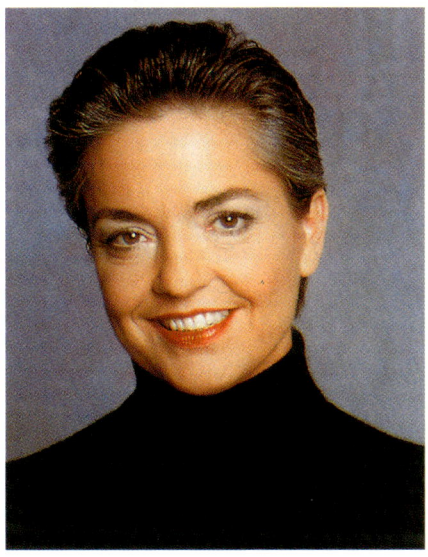

Foto von Sigi Hengstenberg/SHAPE

Benita Cantieni

Begründerin von CANTIENICA®-Methode für Körperform & Haltung
CANTIENICA®-Beckenbodentraining
CANTIENICA-Faceforming®
CANTIENICA®-go

Autorin von

»Tiger Feeling® – Das sinnliche Beckenbodentraining«,
ISBN 3-517-06588-9
»Tiger Feeling®« ist auch als Video erhältlich, ISBN 3-517-06628-1

»Tiger Feeling® garantiert!«
36 Übungen, mit denen Sie Ihren Beckenboden sofort finden
und im Alltag effektvoll einsetzen, ISBN 3-517-06589-7

»CANTIENICA-Faceforming® – Das Anti-Falten-Programm für Ihr Gesicht«,
ISBN 3-517-06537-4
»Faceforming®« ist auch als Video erhältlich, ISBN 3-517-06604-4

»CANTIENICA® – Mein Powerprogramm –
Schöner, schlanker, straffer in nur 3 Wochen«, ISBN 3-517-06568-4
»CANTIENICA® – Mein Powerprogramm« ist auch als Video erhältlich,
ISBN 3-9522347-0-2

»Lauf los!… aber richtig«, ISBN 3-517-06520-X

Co-Autorin des Buches »NEWCALLANETICS® – Die neue Methode«,
ISBN 3-550-08801-9

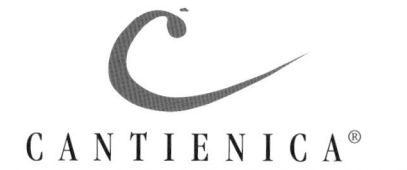

CANTIENICA®

Die CANTIENICA®-Methode – das Synonym für intelligentes Training.

Interessieren Sie sich für eine Lizenz zum Studiobetrieb der CANTIENICA®-Methode für Körperform & Haltung?

Oder möchten Sie die Adressen der Studios, die CANTIENICA®-Methode für Körperform & Haltung exklusiv anbieten?

Interessieren Sie sich für eine Ausbildung zum Unterricht von CANTIENICA® – Das Powerprogramm?

Oder möchten Sie die Adressen der Studios, die CANTIENICA® – Das Powerprogramm in ihr Fitneß-angebot integrieren?

Interessieren Sie sich für CANTIENICA®-Beckenboden-training und die Adressen der Studios, welche die Methode exklusiv anbieten?

Oder sind Sie Therapeut, Therapeutin und möchten das von namhaften Schweizer Fachärzten und großen Krankenkassen empfohlene Intensivtraining der Beckenbodenmuskulatur nach Benita Cantieni lernen und in Ihrem Studio weitervermitteln?

Interessieren Sie sich für eine Lizenz für CANTIENICA-Faceforming®, um es in Ihrem Kosmetikstudio anzubieten?

Oder möchten Sie die Adressen der Studios, die CANTIENICA-Faceforming® exklusiv anbieten?

**Wir informieren Sie gern.
Rufen Sie uns an.**

CANTIENICA LTD
Postfach
CH-8034 Zürich

Telefon 0041 1 388 72 72
Fax   0041 1 388 72 88
Infotiger @ cantienica.com
www.cantienica.de

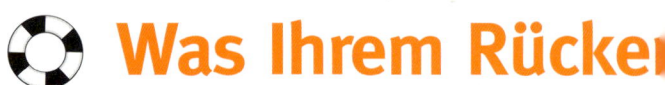

Übung	Seite	Arthrose, Spondylose	Bandscheiben-vorfall	Hals-, Nacken-, Schulterbeschwerden	Hexenschuß Ischias
Fuß fassen	34	•	•	•	•
Lang werden	35	•	•	•	•
Stark machen	36	•	•	•	•
Weich werden	37	•	•	•	
Hüften öffnen	38				
Rücken entlasten	40	•	•	•	•
Zur Größe finden	46	•	•	•	•
Achse richten	47			•	
Flexibel sein	53	•	•	•	•
Beinstark	61				•
Kreuzfrei	62		•	•	•
Kreuzweise	63	•	•	•	•
Beckengut	64	•	•	•	•
Rückenlang	65	•	•	•	•
Aufrichtefest	66	•	•	•	•
Senkrechtstart	67		•		•
Langsam	74	•	•	•	•
Baumkrone	77			•	
Frosch- Doppelfrosch	80	•	•	•	•
Anlehnen	84	•	•	•	•
Beinwohl	91				
Gottesanbeter	104	•	•	•	
Atlasrolle	105	•	•	•	•
Kniefall	106			•	
Kreuzfidel	108	•	•	•	•
Kreuzöffner	109	•	•		•
Perlenkette	110	•	•	•	•
Baumkrone	112		•	•	•
Wachstropfen	114	•	•	•	•